子宫好、乳房好、气血好——
三好女人一生安康

蔡向红/编著

科学技术文献出版社
SCIENTIFIC AND TECHNICAL DOCUMENTATION PRESS

·北京·

图书在版编目（CIP）数据

子宫好、乳房好、气血好：三好女人一生安康/蔡向红编著. —北京：科学技术文献出版社，2015.11

ISBN 978-7-5189-0499-0

Ⅰ.①子… Ⅱ.①蔡… Ⅲ.①女性—保健 Ⅳ.①R173

中国版本图书馆 CIP 数据核字（2015）第 165744 号

子宫好、乳房好、气血好——三好女人一生安康

策划编辑：孙江莉　责任编辑：孙江莉　杨　茜　责任校对：张燕育　责任出版：张志平

出 版 者　科学技术文献出版社
地　　址　北京市复兴路 15 号　邮编　100038
编 务 部　（010）58882938，58882087（传真）
发 行 部　（010）58882868，58882874（传真）
邮 购 部　（010）58882873
官方网址　www.stdp.com.cn
发 行 者　科学技术文献出版社发行　全国各地新华书店经销
印 刷 者　北京建泰印刷有限公司
版　　次　2015 年 11 月第 1 版　2015 年 11 月第 1 次印刷
开　　本　710×1000　1/16
字　　数　235 千
印　　张　17.25
书　　号　ISBN 978-7-5189-0499-0
定　　价　28.00 元

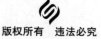

做女人真好，做个美丽的女人更好。女人天生就与"美丽"这个词结缘。说实话，女人是世间万物中最美的一道风景，是画家眼里的风情，是诗人笔下的浪漫。

那么，什么样的女人最美丽？不要急着回答。生活教会了我们很多的东西，包括什么叫美丽。曾经以为人们口中的漂亮就是美丽，经历过后才发现，仅凭一张漂亮的脸或一副凹凸有致的身材，这种美是短暂的，健康自信的女人才是最美丽、最动人的。

快节奏的现代生活，常常令很多女人有一种力不从心的感觉，为此她们对自身的要求逐步提高，追求健康成为现代女性的自觉要求和新的时尚趋势。

试想，无论多漂亮的女人，一旦遭受疾病的袭击，尤其是重病缠身，定会花容失色，黯淡无光。在病魔的缠绕下，整个人就像被蛛网困住了一样，不能挣扎，挣扎越厉害网就会捆得越紧。此时，脚失去了行走的乐趣，手丧失了劳动的快感，躯体也变得僵硬而无力，自己就像丛林里见不到阳光的藤萝，纵然生活于世，但曾经那个阳光的自我却在一点点地崩溃。

于是，开始特别羡慕身体健康的人，每当见到她们强健的身体和无限的活力时，都会从心底涌出一股强烈的羡慕感和悲凉感。

因为健康的女人浑身上下都散发着、透露着不需雕琢的美，充满活力的美，她们就像是汩汩流淌的清泉，汁液饱满的果实，娇艳欲滴的鲜花，顽强柔韧的绿藤……从她们身上能感受到无限的自信和无穷的魅力。

健康和自信一样，都是一种由内而外让女人美丽的元素。唯有保持健康，才能用最大的生命能量去学习，去工作，去成就心中的梦想。健康的生活是充满活力和趣味的，健康的人生是备感精彩和有意义。

所以，女人要学会爱惜自己的身体，重视身体的每一点变化，远离疾病的困扰。美丽的女人要自信，更要健康。

一个女人如何能保证自己一辈子都健康无恙呢？秘诀就在于要一辈子管好自己的子宫、乳房还有气血这三件宝贝，不能让它们生病。

能够翻阅我们这本书并坚持读到这里的人，应该都是比较爱读书的人，那就不妨拿读书这件事来打个比方。读书的时候，会读书的人往往是提纲挈领，率先重点掌握文章的纲领，纲领掌握了，剩下的一切自然也就纲举目张，容易多了。如果把女人的身体比作一本书，那我们上面所说的子宫、乳房、气血这三件宝贝就是这本书的纲领，把这些纲领学通了，读懂了，掌握了，女人身体这本书自然也就在你的掌握之下，没有什么问题了。

本书分为上、中、下三篇，分别从子宫、乳房和气血三大方面讲述了女人身体的种种现象和问题，在每一篇里又各分四章，对相关疾病，日常生活习惯对身体的影响，以及各种好的保养方法等都做了详细生动的讲解。全书可以说是对女人身体给予了最全面、最体贴的关注。

这本书还有一个特点，就是无论子宫的养护，还是乳房和气血的养护，都会根据女人生长发育的不同时期给出相应的方案，这样就可以让每个女人更加了解自己的身体状况，在一生的不同时期及时给予自己最合理、最好的养护，避免各种盲目养护以及养护不到位。因为很多时候不是我们不关注自己，而是恰恰忽略了那几个重要时期，以致身体状况出现了问题，相信不少女性都会有这样的感慨。

最后，我想说，在这个世界上，每个女人都是美丽的。在人生这个舞台上，每个女人在展现自己那一份独特美丽的同时，更要学会好好地呵护自己的健康！愿天下所有女人美丽健康！

编　者

目 录 CONTENTS

上 篇

子宫无恙,女人自然光鲜靓丽

中　篇

乳房健康，不只是"挺"好这么简单

目 录 CONTENTS

下 篇

气血充盈,女人如花绽放

目 录CONTENTS

上篇

子宫无恙，女人自然光鲜靓丽

　　女人总是挖空心思去美容护肤，做各种各样的保养，千方百计地想留住青春，保持年轻美丽，然而有时结果却是让人大失所望——"千金散尽意未遂，空留一声叹"。其实，做女人大可不必如此辛苦，在每个女人的身体里都藏着一个可以启动美丽人生的法宝，那就是子宫。子宫是女人的美丽源泉，平日里只需对它多加照料，自然可以做到美丽一生。

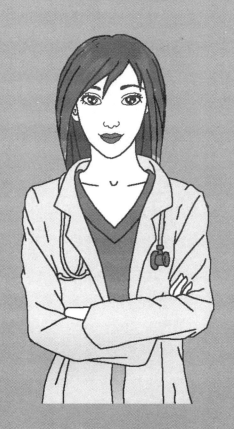

第 一 章

"宫"廷秘事,让无数女人欲说还休

在每个女人的体内，都有一座小房子，这座小房子被称为出生前宝宝居住的宫殿，虽然它可以为宝宝遮风避雨，让宝宝安心成长，但有时候它也很脆弱，保养不当就容易出现各种问题，如阴道炎、阴道出血、宫颈糜烂、子宫肌瘤……这座小房子就是子宫。子宫静默地生长在女人身体的深处，也因此很容易被人忽略，只有当疾病无情地袭来时，人们才意识到它的重要性，于是，这些"宫"廷秘事成了无数女人欲说还休的痛。

 女人"炎"值高,千万别乱消炎

每个女人一生中都多多少少会被妇科问题纠缠。尤其是生活在高压环境下的现代女性，身体不断地透支，更容易受到妇科疾病的眷顾，烦人的阴道炎、反反复复的盆腔炎、越来越年轻化的宫颈炎……都成了女性生活中的阴霾。

有些人不以为然，觉得女人都会有点儿炎症，很正常。这里给大家提个醒：千万别小瞧了这妇科炎症，有了炎症如果还马马虎虎，不当回事儿的话，有可能会造成很严重的后果。比如，输卵管炎症会引发宫外孕，宫颈炎症可能会导致不孕，如果长期不治，甚至可能恶化成癌症。

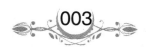

不过，由于社会的发达，女性经济上的独立，越来越多的女性对自己的健康也更为关注。身体觉得不舒服了，她们会主动去找医生看，积极地去做各种检查。所以，很多患有妇科炎症的女性经常会往医院跑，做这个检查，那个检查，然后就是没完没了地吃医院开的各种消炎药，长年累月地吃。

现代医学所谓的"炎症"，其主要表现为红、肿、热、痛、白细胞增高，只要看到检测单上的白细胞值高了，就会告知你身体里有"炎症"，而对于这个"炎症"医生接下来怎么处理呢？就是一个纯粹用抗生素来消炎的过程。

我们举一个阴道炎患者的例子，阴道炎，白带增多，去医院做白带常规检查，检查结果出显示白细胞值偏高，按照现代医学来说这就是有炎症了，得消炎治疗。然后，就给患者进行阴道冲洗、上药、抗生素静脉滴注，通过这些对抗性治疗，患者的症状得到了控制，白带常规检查白细胞没有了。但没过几天，患者又出现阴部发痒，白带量大，又出现炎症了，于是再次冲洗、上药、抗生素治疗……有些患者就这么一轮一轮地治疗，治疗了半年，病情时好时坏，就是不能彻底治愈。

抗生素消炎是针对感染性炎症，直接把引起炎症反应的细菌和病毒杀死，这是个特别寒凉的药，会伤害人体的阳气，不能真正把身体的免疫力扶强、扶大，所以，人们会对它产生依赖性。有些人，不管有事儿没事儿，身边总是备着消炎药。这也是用药后见效快，但药停了病情又会迁延反复，然后又得用药的原因。用久了，最后药不起作用了，因为人体产生抗药性了。医生怎么办？给你换另一种抗生素药接着用。久而久之，非但治不好原有的病，还会伤了身体里的正气，人变得更加体弱多病。

可见，一个劲儿地消炎并不是一个良性的治疗方案。更好的办法在哪儿呢？去找中医看看，对"证"下药，然后好好调理。

为什么这么说呢？有妇科炎症的人最明显的表现就是白带的异常，在中医里面这些都叫作带下病。从白带的颜色、气味、质地，其实一眼就能看穿你的子宫是健康的还是有病的。白带是濡润子宫和阴道的，健康的时候不带过重的颜色，透明，无异味；白带带色了，有味道了，那就是子宫及其周围染病气了。透过白带调理体质，这才是从根本上解决问题的好办法。

◉ 白带

单纯的白带多，来的时间也不固定，而且量比较多质地较为清稀，就像人的唾液。女人走白带一般都是因为体内阳气不足，有些虚寒。特别是脾胃不太好，伤了脾气，脾气比较虚，守不住水谷精华，就会以白带的形式从体内出来。

◉ 青带

青色白带，像绿豆汁一样，有腥臭味，外阴奇痒，霉菌性阴道炎基本上属于这一类。这类疾病的病因属于肝经湿热，与思虑过度、经常熬夜、喜欢吃大鱼大肉和甜腻的食物有关，而这恰恰是很多现代女性最常见的但并不健康的生活方式。肝属木，树木喜欢水的滋润，但如果土壤长期潮湿不透气，也会影响树木的生长，肝想要摆脱湿邪，就会把湿热之气通过白带排泻出去。

◉ 黄带

黄色的白带，像浓浓的茶汁，也有着腥秽气，多是由于湿郁而

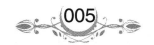

化热，伤及任带二脉所致。任脉从口唇一直连到下阴，中间和带脉相通。正常情况下，上边的唾液会从上往下灌入任脉，再通过带脉回到肾中，完成"肾水"的上下循环。但如果下焦受了热邪，津液就会被蒸干变成湿气，无法顺利完成循环的任务。这样就会导致肾水不足，阴虚火旺，肾火上升，白带就被熬成了湿热的黄汁。

◉ 黑带

黑色的白带，像黑豆汁，有腥气，有的人会伴有小腹疼痛，小便时有刺痛感，外阴红肿，面色也发红，时间一长，面黄肌瘦，口里总感觉又热又渴，想喝冷饮。这种白带，是因为火气实在太大了，火大就容易焦，当人体长时间处在胃火、命门火、膀胱火、三焦火，各种火的烧烤之下时，白带就被"烧焦"成黑色了。

◉ 赤带

赤色就是红色，红色的白带，虽说像血，但实际上又没有血色那么鲜红，跟铁锈的颜色差不多。这种白带量不多，没事儿就出一点儿，像是漏下来的。出现这种症状，通常是因为女人思虑太多，其中又以幽怨抑郁，郁郁寡欢的女性为多，这其中可能是性格的原因，也可能是突然遭遇了重大挫折或者不幸，久之，郁而化火，伤了肝脾。肝藏的血渗到了带脉，被湿热灼烧，脾气又摄不住，带下就成了红色。

在西医看来，只要是白带异常，大多是妇科炎症，然后不问冷热，全部用抗生素。如果这个"炎症"本来就是从受寒来的，只是继发有一点炎性反应，就像是上面所说的白色带下病，根本是个"假炎症"，还能用这些寒凉药吗？当然不能，用了就反了，结果会越治越糟糕。

任何一个女人都要保护好自己的"特区"，有了"炎症"，最好找中医看看脉象，分清真假，对"证"下药。轻度的妇科炎症是很多见的，一方面吃点中药治疗，一方面主动改善生活习惯和饮食习惯，做好一些日常的保健，妇科炎症会减轻，消失，甚至是可以不复发的。

 ## 怎么又出血了？子宫有麻烦

月经周期是上帝给予女性的精美设计，有了正常的月经周期，女人才貌美如花，"窈窕淑女，君子好逑"；才能生儿育女，成为全天下最伟大的母亲。但是不正常的出血却也给女性带来不少烦恼。这种难以启齿的心事，不单造成女性生理、心理的困扰，有时更是一个预警，背后隐藏了致命的危机。

有一位女士，30岁刚出头。她不在月经期，但是几天来发现下身总是有点血，怀疑自己患有阴道炎，就去医院检查就诊。妇检之后，结果显示她的宫颈很好，非常光滑。然后医生又给她做了一些进一步的检查，出来的结果却令人大吃一惊，是局部可疑早侵（早期浸润癌）。医生立刻给她安排了手术，做了宫颈的锥切，恢复得很快，几乎没有影响她正常的生活。

我们经常听到有些人这么说：我不痛不痒的，怎么会生病呢？平时身体好好的，从来都不去医院的。

是的，就是从来不去医院，往往等你来检查的时候就已经晚了。

就拿宫颈来说，宫颈没有神经覆盖，所以没有痛感；偶尔的同

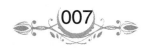

房出血，许多人认为是炎症所导致。而很多时候，很多人都以为所谓的宫颈检查就是妇科医生肉眼看看宫颈有无糜烂，其实宫颈的癌前病变并不一定会表现为宫颈糜烂，很多时候宫颈其实已有病变，但是外观还是正常的、光滑的。

近年来，宫颈癌的发病年龄大大提前，很大一部分年轻女性，在初诊的时候就已经是晚期了，甚至错过了手术与放疗的最佳时期，令人痛惜。

所以说，出血只是一个疾病的指标，问题可大可小，我们依据这个指标找出疾病的根源，才能给予正确的治疗。

◉ 不正常出血最常见的八种情况

1. 经量增多，经期延长，但月经周期正常。一般来说，出现这种情况，可能是患了子宫肌瘤、子宫肌腺症；此外，女人在上环之后，可能会出现经量增多的现象，这是正常的。

2. 经前或经后血染。经前数日或经后数日少量的血性分泌物，多见于卵巢功能不正常，也可见于安放节育器的不良反应；此外，子宫内膜异位症也可能出现类似情况。

3. 停经后不规则出血。一般属于跟妊娠有关的疾病如流产、宫外孕、葡萄胎等，或更年期无排卵子宫出血以及生殖道恶性肿瘤。

4. 绝经多年后阴道出血。绝经期限短，出血量少，持续时间短，多为绝经后子宫内膜脱落引起的出血；若绝经期限长，出血量较多，流不净或反复出血，多考虑子宫内膜癌。

5. 血性白带。白带中有血丝，一般属于慢性宫颈炎、黏膜下肌伴感染、宫颈癌、子宫内膜癌或老年性阴道炎。

6. 接触性出血。一般属于宫颈息肉、宫颈糜烂以及早期的宫颈癌。

7. 不规则出血。较长时间的不规则阴道出血，一般来说，这是属于生殖道恶性肿瘤，如宫体癌及宫颈癌，还要注意排除早期子宫内膜癌。

8. 有阵发性阴道血水。女人一旦发生这种现象，就要警惕输卵管癌的袭击。

不正常出血是一个复杂的病症，每个病人由于年龄、出血形式、出血与周期性的关系等，都会有不同的差异性。但是年纪越大，恶性肿瘤的机会就会增加，因此周停经期或停经后的出血要特别留意恶性肿瘤的可能性。对于肿瘤有一些简单的自测方法，这里也一起介绍给大家。

有一种叫腹部自摸法，就是早上起来后，排空小便，平卧在床上，双腿稍稍屈曲，双手从小腹部的一侧摸到另一侧，由轻浅到重深，如发现包块是硬状异物就有可能是肿瘤。

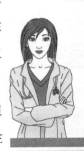

另外，除了观察阴道出血，还要多观察白带的情况。比如，脓性白带、血性白带、米泔样白带、水样白带等都是不正常的。血性白带应该注意宫颈肿瘤，晚期宫颈癌的白带就是米泔样或淘米水样的。

有时疼痛也是肿瘤的自我暴露，通常当肿瘤体积相当大，压迫或侵犯其他脏器时，会引起疼痛。如肿瘤发生蒂扭转、破裂或变性等都会引起腹部疼痛。

◎ 发生不正常出血时一定要做好的四件事

1. 看时间长短。发生出血的时间至关重要，排卵期的偶尔出血一般没有什么大问题，留心观察看是否连续数月发生。

2. 看血量大小。大量出血，一定要及时送到医院抢救。最容易

上篇 子宫无恙，女人自然光鲜靓丽

009

延误治疗的是淋漓不尽的少量出血，往往不被重视，加之不好意思就医，就会延误疾病的早期诊断。

3. 看有无规律。如果出血时间没有任何规律，那就比较严重了，一定要去医院检查看看是否是子宫内膜异位、子宫肌瘤、子宫颈内细胞发育不正常、甚至宫颈癌。

4. 明确是否疼痛。如果出血发生在排卵期后，并伴有下腹部轻微疼痛，应该去进行妇科检查判断是否有卵巢内分泌失调或者其他疾病。

正常情况下女性朋友是不会有经期外的阴道出血的。如果出现不正常的阴道出血，不管其出血量多与少，持续时间长或短，都应及时就医，不要掉以轻心。也许这就是一次自我拯救的绝好机会，一旦错过，生命在与疾病抗衡的过程中就丧失了优势。希望女性朋友们重视自己的身体，防患于未然。

别小瞧了痛经，也许真的很严重

曾记得很多年前有一个关于牙痛的广告做得非常好 —— "牙疼不是病，疼起来真要命"，朗朗上口，而且直达人心。其实，把这句话套用在女性的痛经问题上，也是一样的准确、真实。一些痛经比较严重的女性，每一次痛经来袭，几乎可以说都在忍受非人的折磨。不过，对于严重的牙疼，人们多数会选择上医院，与之相比，对于痛经，能够选择上医院的却极少。很多女性都习惯忍，觉得这是一种正常的生理现象，熬过了这几天，一切就 OK 了。

有一位女士，起初出现痛经的时候，以为是工作太辛苦了、受凉了，于是就像很多人似的吃些止疼片、喝点儿红糖水忍一忍，这一忍就是8年。直到后来，用这些都不再管用，结婚后，又怀不上孩子，这才着急了，然后去医院做检查，结果却让她如五雷轰顶——她患了子宫肌腺症，一种不孕症，而且已有恶化迹象。

试想，这位女士如果在疼的第一年就来医院检查，第一能解决疼痛，第二也不会患上严重的不孕症。正因为习惯性的隐忍，才逐渐掩盖了疾病的真相，让疾病最终得以恶化。

事实上，在我们门诊中，类似这种靠止疼药、红糖水或者热水袋对付痛经的女性真的不少，这些被我们无数女性传来传去，自认为有效的"妙招"，其实是一种危险的做法，因为它让我们对疾病不自知，无法防范，更谈不上及早治疗。另外，长期服用止疼药，还可能会导致食欲减退等消化不良症状，严重还会导致肝脏受损。

在医学上，我们通常会把痛经分为"原发性痛经"与"继发性痛经"。"原发性痛经"就是指生殖器官没有明显病变的痛经，而"继发性痛经"则是由于生殖器官发生了某种疾患而引起的痛经，最常见的原因是子宫内膜异位症、慢性盆腔炎、子宫肌腺症等。所以，有些时候，痛经更是一种疾病来临的预警，当你觉得无所谓，一忍再忍的时候，疾病却正在你的体内肆无忌惮地蔓延。

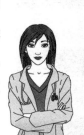

◉ 不一样的病不一样的痛

1. 子宫内膜异位症。疼痛多随局部病变的加重而逐年加剧，疼痛部位多位于下腹部及腰骶部，可放射至阴道、会阴、肛门或大腿。常于月经来潮前1～2日开始，经期第1日最为剧烈，以后逐渐减轻，月经干净时消失。疼痛的程度与病灶大小并不一定成正比。病变严重者如较大的卵巢子宫内膜异位囊肿，可能疼痛较轻，而散在盆腔腹膜的小结节病灶反面而导致剧烈痛经。

2. 子宫肌腺症。疼痛多随局部病变的加重而逐年加剧，呈严重痉挛性绞痛。多发于 30 岁以上的经产妇。

3. 子宫黏膜下肌瘤。表现为下腹坠胀、腰酸背痛，并伴有经量增多及周期紊乱。因肌瘤向子宫黏膜方向生长，突出于宫腔，影响经血排出，故可引起子宫异常收缩，发生痛经。

4. 慢性宫颈炎。腰骶部疼痛、盆腔部下坠痛，疼痛在月经期、排便或性交时加重。慢性宫颈炎的主要症状是白带增多，当炎症沿宫骶韧带向盆腔扩散时，会引起痛经。淋球菌等所致的宫颈炎，常导致宫颈管闭锁或狭窄，引起经血逆流，发生痛经。

5. 宫颈或宫腔粘连。周期性下腹痛。宫颈或宫腔粘连引起经血流通不畅，进而诱发痛经。多见于反复人流、子宫内膜结核等。

6. 慢性盆腔炎。疼痛范围大，为双侧上腹持续性疼痛，可放射至腰部，有时伴肛门坠胀感。盆腔慢性炎症形成的瘢痕粘连以及盆腔充血，常引起下腹部坠胀、疼痛及腰骶部酸痛，月经前后加重。

7. 盆腔瘀血综合征。范围广，慢性淤血性痛经，并有下腹痛、低位腰痛、经期乳房痛等症状。疼痛往往在月经前数天加重，来潮后第一天或第二天减轻，也有少数持续痛。疼痛在站立一段时间后、跑、跳或突然坐下时加重，下午比上午重。常见于 25～40 岁女性。

8. 生殖道畸形。一般是出现逐渐加重的周期性下腹痛，下腹可能出现逐渐增大的包块。由于宫体过分前倾、处女膜闭锁等机械性阻塞，使经血流出不畅、积血，诱发子宫平滑肌不正常收缩，从而发生痛经。

还有些女性，尤其是处在婚育期但尚未生育的女性，痛经的时候会得到家人朋友这样的安慰："别拖着了，抓紧时间生个孩子吧，生了孩子就不疼了。"

生孩子能治痛经吗？医学上的确有此一说，多半是针对子宫腺肌症而言的。

在子宫的最里边有一层组织叫子宫内膜，子宫的中间是厚厚的肌肉层，当子宫内膜组织因为种种原因进入子宫肌肉层"扎根生长"后，就会引发子宫腺肌病。生了孩子后，随着胎儿的娩出，这层病态的内膜多半会随着一同脱落，这样痛经就不治而愈了。

但这并不是绝对的，有些女性生完孩子后依旧痛经，甚至还越来越重。另外，还有一个问题是，子宫肌腺症本身就是个不孕症，生个孩子也是非常难的。

所以说，对于痛经，任何一个女性都一定要给予足够大的重视，不要觉得妇检怎么怎么样，有多难为情，只有通过医学的判断，才能正确分辨出是"原发性痛经"还是"继发性痛经"，然后对症治疗。

🌸 姐妹们，宫颈糜烂不可怕

现在社会发展得好，健康成为人们普遍关注的重大问题，很多企事业单位都会为员工每年做一次定期健康体检。但体检完体检报告拿到手之后，遗憾的是，不少女性会被告知有不同程度的"宫颈糜烂"。

"糜烂"这个词很容易让人联想到炎症、溃烂、腐败、坏死等各种不好的情形，随之产生"宫颈糜烂！太恐怖了！""那该有多严重

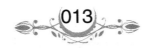

啊!"一类的想法。再加上平时各种广告夸大其词的误导,使得有些女性得知自己有宫颈糜烂后往往过于紧张。

比如,有一位李女士,被查出宫颈轻度糜烂后,整日提心吊胆、惶恐不安,上网四处查找相关的资料,直到看到有几则资料里都写着,如果得了宫颈糜烂最好去做 LEEP 手术,不治疗的话就会得盆腔炎,会影响生育,甚至会发生癌变等,吓得她赶紧去医院准备手术治疗。

但是幸运的是,她碰到了一位善良而又负责任的好医生,医生再次经过检查后告诉她:她的宫颈糜烂其实并不需要去特别处理,更不需要 LEEP 手术治疗。

看完后,我们不仅为这位女士长舒一口气。宫颈糜烂曾经的确给很多女性造成困扰,妇科专家们也常常用"十人九糜"四个字来概括宫颈糜烂的高发程度。那"宫颈糜烂"这个词是怎么来的呢?

以前,医学还不太发达,当医生观察到女性的宫颈颜色发红的时候,看着就像皮肤湿疹引起的糜烂一样,因而就把它叫作了"宫颈糜烂"。

但事实上那里并没有发生真正的糜烂,它跟人体其他地方的糜烂有着本质的区别。

我们的子宫颈分为内口和外口。内口上皮是一种很纤细的红色柱状上皮,外口是粉红色的鳞状上皮。由于性激素的作用,子宫颈管的单层柱状上皮会向外生长,外口处粉红色的鳞状上皮就会被薄薄的红色柱状上皮所覆盖。

就像女性胎儿在母亲的子宫内,她的子宫颈是"糜烂"的,这是母亲的性激素作用于胎儿子宫颈的结果;老年女性子宫颈外观都是光滑的，并不存在"糜烂"，是因为老年女性卵巢功能消退，性激素水平下降。

正是因为这层柱状上皮很薄，像一层红色的塑料薄膜蒙在外口上，透过它就能看到下面的毛细血管，所以跟周围原本呈粉色的区域相比，这里就显得发红，就像是溃烂了一样，其实不是。

从2008年开始，本科医学生的第七版《妇产科学》教材取消了"宫颈糜烂"的病名，以"宫颈柱状上皮异位"这一名词取代。

宫颈糜烂轻者，可能没有明显的不适，只是在做妇科检查时才能发现。重者可以有白带增多，呈脓性或血性，有臭味，白带刺激外阴可引起外阴瘙痒。严重者有下腹坠胀痛，性交后加重，也可出现尿频等不适，妇科检查时很容易出血。

所以，当体检发现宫颈糜烂后，首先不要太过紧张，然后最好到正规的医院去做个宫颈细胞学检查。因为宫颈糜烂与子宫颈癌的发病有一定的关系，所以检查时除观察糜烂面积的大小、类型、硬度以及宫颈的形态外，更重要的是做宫颈刮片，进行细胞学检查，以鉴别早期宫颈癌，必要时可在阴道镜检查下，取一点宫颈组织做病理检查，就更有助于两者的全面鉴别诊断了。在排除了宫颈癌和宫颈上皮内瘤变的可能后，一般对于无症状的宫颈糜烂可以不作特殊处理，以免造成过度治疗。

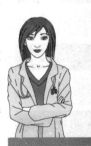

为什么要做这个检查呢？宫颈癌近些年的发病率逐年升高，并且有年轻化的趋势。有宫颈糜烂的妇女，宫颈癌的发生率明显高于无宫颈糜烂者，毕竟宫颈糜烂后人的抵抗力下降，确实比较容易感染人乳头状瘤病毒，最终发展为宫颈癌。

但也有一些情况，患者的宫颈很光滑，看起来跟正常人无异，没有任何宫颈糜烂的特征，但一查结果却是宫颈癌。所以不能说宫颈糜烂的妇女就一定会患宫颈癌，而无宫颈糜烂的妇女就不容易患病。

建议有性生活史的女性，不管是否婚育，都要每年做一次排癌检查。即使是长期没有性生活的离异或单身女性，也要高度重视排癌检查。

另外，我们上面提到了过度治疗，这就不能不提前面举例中说到的 LEEP 手术。LEEP 手术现在滥用现象严重，其实它主要适用于没有出现癌前病变、宫颈肥大的患者。记住，每种疗法、每项设备都只对某一类疾病有明显效果，如果不分病情滥用，不但治不好病，甚至会有不好的作用。

但是，不少人治病片面地追求"快"，加上一些无良医生的诱导，使原本不用锥切的患者却躺上了手术台。

还有一些女性会自行使用一些消毒、杀菌、止痒、消炎类的洗液来冲洗阴道，这也不好。因为经常使用较高浓度的消毒药液冲洗阴道，可造成不同程度的阴道和宫颈上皮损伤。

那么女性应该如何呵护私密部位的健康呢？

首先，要保持阴道的清洁卫生，避免不洁性交和经期性交。当然，也有很多女性会格外注意私处清洁，但是往往又清洁过了度，过度的阴道冲洗反而会适得其反。

这是因为正常女性阴道本身就具有自净作用，如果频繁地冲洗阴道，特别是用洗液，就容易破坏阴道内的微生态平衡，造成菌群失调。

因此，有性生活的女性既要注意保持阴道卫生，但又得慎用洗液频繁冲洗阴道。

其次，做好避孕措施，减少流产、引产的发生，减少人为的创伤和感染。

最后，建议每年进行一次妇科健康体检，尤其要定期进行宫颈癌筛查，一般1~2年一次，当出现不适症状时，一定要到正规的医院去诊治，切忌拖着不治或自行用药，以免延误病情或造成过度治疗。

 ## 子宫肌瘤要区别对待，不要一刀切

只要一碰到"瘤""癌"这样的字眼，人们就会感到恐惧万分，以为踏上了死亡的边缘。于是当听到"子宫肌瘤"这四个字的时候，很多患者也误以为是一种很严重的肿瘤，非得动刀子或者切子宫才能治疗。

有一位女孩，家境富裕，可是父母由于工作的原因对她的照料比较少，彼此间的沟通也很少。当被查出患有子宫肌瘤时，可以说着实被吓了一大跳，但执拗的她没跟父母说，也不到医院诊治，反而更加放纵自己的生活。在她心里，觉得似乎只有哪一天自己真正病倒在床上，起不来了，父母才会有时间来关注自己。

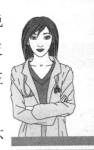

但是几年过去了，这个女孩并没有像想象中那样因病而卧床不起，她只是变得越来越瘦，全身只有小腹异常凸出。

子宫肌瘤其实是非常常见的妇科良性肿瘤，尤其是生育少的女性更容易患病，主要是子宫肌肉局部受激素的刺激而造成的增生。

30岁以上的女性约有两成会患有子宫肌瘤，但是大小不等，肌瘤小的直径仅有几毫米，大的直径达几十厘米，单个或多个肌瘤会同时存在。长在子宫表面的瘤子不会影响月经，宫腔内的和肌肉间的大瘤子才会导致子宫内膜面积增加而月经增多或出血时间延长。大多数由于症状不明显未引起女性们的注意。所以，患子宫肌瘤也不必背上思想包袱，大多数情况下女性是可以和它和平共处的。

到目前为止，全世界谁也说不清楚到底有多大比例的子宫长有子宫肌瘤，教科书上多说在育龄妇女中，约有 1/4 的人患有子宫肌瘤。但是，我们可以想象得出，医学家统计出来的数字多是有症状来看病的病人或者是去检查能查出来的情况，而那些没有症状，没去检查，甚至查也查不出来的子宫肌瘤又有多少？

绝大部分子宫肌瘤患者毫无自觉症状，用手做妇科检查，那埋在 2 厘米厚的肌肉里的小肿瘤根本就摸不出来。就算你做 B 超、彩超、CT 等检查，不到 1 厘米直径的小肌瘤也是看不到的。化验血、尿也没用。反正很小、很早期的子宫肌瘤很难被诊断出来，都被忽略了。有人说我是用病理切片做出的诊断，那也会有疏漏。因为即使是连续切片，两片中间也有间隙。

克拉莫尔曾经认为："75% 以上的子宫都长有子宫肌瘤！"75% 也就是 3/4，这个比例有点吓人，但是如果把小肌瘤也算上，说一半以上的育龄妇女都长有子宫肌瘤，这个可能性是很大的。

看病的时候，经常会有人这样问："为什么我的肌瘤这么小，出血却这么严重，而她的肌瘤那么大，却一点症状也没有？"

肌瘤的发病症状不仅和肌瘤的大小有关，而是由大小、数量和位置共同决定。如果是向腹腔方向生长的肌瘤，即便很大，也可以无任何症状出现；而向宫腔内生长的肌瘤，即便很小，也可以导致严重的月经过多。就像一粒细沙掉到眼睛里，你会十分难受；而掉到手背上，你可能就毫无知觉。

子宫肌瘤的治疗也需要根据患者的年龄、症状、有无生育要求、肌瘤大小、生长部位及生长速度来综合考虑，不是简单的"一刀切"。当然不排除个别医生存在"一切了之"的图方便想法，但大部分的专科医生还是比较谨慎的。

没有生育的女性要考虑肌瘤生长的位置是否影响怀孕和妊娠，如果是子宫表面的瘤子是不会影响怀孕的。宫腔内的瘤子可能要先切除才行。

那些已经生育过的女性，如果没有影响月经，还是观察为好，如果肌瘤生长过快应做手术，否则是可以人瘤共存的，毕竟手术的创伤性比较大，而且如果全子宫切除还会影响性生活。

如果已经接近更年期，就更要慎重考虑是否手术了，因为肌瘤有激素的供应才会生长，绝经后瘤子就会停止生长甚至萎缩。

子宫是女性特有的一个神奇的器官，尽管目前我们对它的了解还比较表面、肤浅，例如在内分泌方面、神经方面……都有什么作用，尚无人知晓，但也不能因此就否定它在其他方面的作用，轻而易举地说切就切掉。

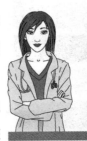

子宫对于维持女性身心的完整性非常重要，因为子宫的用处绝不仅仅是来月经、怀孕、生孩子。即使已经完成了生育任务甚至完全绝经以后，子宫对于女性仍有价值。

有一位女士在单位例行的体检中发现了有子宫肌瘤，大小约3厘米。听说子宫肌瘤影响生育，会造成贫血，甚至搞不好还会恶化成子宫癌，于是心里便开始惴惴不安。其实，当时她的身体上并无不适。因为她当时已经有了一个孩子，心想反正我也已经没有生育要求了，不如干脆切了，省得夜长梦多。然后就在当地医院做了子宫全切手术。

但事实上并没有她想象得那么美好，手术后没多久，她就感觉体力越来越不支，和孩子一起出去，竟然有人把她误认为是孩子的奶奶。

所以说，子宫不仅是生育器官，即使无生育愿望，子宫也并非可有可无。它还具有复杂的内分泌调节功能，切除子宫后，会导致内分泌紊乱，有可能出现卵巢功能衰退，性激素分泌失调，甚至导致全身免疫功能紊乱等并发症。

最后，奉劝天下女人，若查出患子宫肌瘤，首先不必过于紧张，应先观察是否有月经过多、严重贫血、不育、感染及压迫等症状。如果没出现症状，就没必要去刻意治疗。如症状较轻，也完全无须手术，但最好每 3 个月复查一次。临近绝经期的患者，因其绝经后肌瘤有自然萎缩的可能，也主张保守治疗。

如果肌瘤大于 5 厘米，出现了症状，患者又有生育需求，需尽快考虑手术。如果没有生育需求又没出现症状，依旧可继续观察。

子宫内膜是非多，呵护好子宫的脸面

但凡女人，对容貌都是非常在乎的，怕自己眼睛不够大，鼻子不够挺，脸儿不够白，更怕岁月的痕迹悄悄爬上额头、眼角显山露水。于是，经过各种努力，越来越多的"无龄少女"出现在了我们眼前。同样，在女人的身体里也有一副容貌，同样需要用心去呵护，那就是子宫的脸面——子宫内膜。

子宫内膜虽然藏在我们身体的深处，是一种非常神奇的组织，它可以周而复始地不断生长，行使着月经、受孕等功能，但它却一点儿也不安分，很像一个调皮捣蛋的学生，在你不经意的时候，它会惹是生非，让你身心难安，甚至还会剥夺女人作为母亲的权利。

先来简单介绍一下子宫内膜，女性的子宫是一个腔形器官，在腔内衬着一层膜样组织，这层组织就是我们说的子宫内膜。正常情况下，它的任务是执行女性每月一次的月经，另外，女性怀孕生育的时候它还执行妊娠任务。

但是，当你对它的管理不够到位的时候，它就要开始"调皮"，不在原地待着，开始在你偌大的身体里这儿跑跑，那儿转转，这也就是我们医学中所说的"子宫内膜异位"。子宫内膜异位是一种常见的妇科疾病，而且发病率越来越高，但也是妇科中最复杂的疾病，因为它最不容易治疗，治疗后又很容易复发。

"子宫内膜异位症"顾名思义，就是子宫内膜组织离开了宫腔，到其他部位生长。多数会发生在盆腔、脏器，以及腹膜，其中最常见的是异位到卵巢，临床称之为卵巢巧克力囊肿。若异位于子宫肌层，则称为子宫腺肌症。此外，子宫内膜还可异位于宫颈、会阴侧切口或腹壁手术切口（如剖宫产术）等处；其他部位如肚脐、膀胱、输尿管、肺、胸膜、乳腺、淋巴结，甚至四肢、中枢神经等处也可发生，但较为罕见。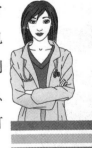

子宫内膜异位症的发病多与经血逆流、人工流产、免疫系统等因素有关。在人工流产手术中，宫腔与盆腔内的压力不平衡，刮宫造成的子宫内膜碎片很容易通过输卵管被吸入盆腔、腹腔，不过这也跟个人的免疫能力有关，做人工流产手术的人很多，却并不是人

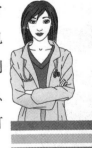

人都会得子宫内膜异位症。

同样，也有的人是分娩造成的，剖宫产把胎儿取出时，可能会带出来一些子宫内膜组织，掉落在手术切口上或盆腔中。顺产时，子宫内膜组织也可能被胎儿带到会阴的侧切伤口上。此外，一些先天性的生殖器官畸形也会引起子宫内膜异位症，如宫颈闭锁、阴道闭锁等，这种患者脱落的子宫内膜不能随经血顺利排出体外，更容易沿着输卵管逆流到盆腔和腹腔。

异位的子宫内膜，它也会随着体内激素的变化，出现局部的剥脱出血，就像月经来潮，每月一次，出现在相应的部位。比如，有一个女孩，一来月经，肚脐就跟着疼，而且还红红的，就像出血似的，这就是子宫内膜异位到了肚脐。还有的人，每次月经来的时候会流鼻血，这是子宫内膜异位到了鼻腔里。

当然，临床上最常见的还是上面我们所说的异位到卵巢，生长在卵巢内的子宫内膜会按时形成"月经"，为什么要上引号呢？因为和正常的月经相比，这个血液是无法排出体外的，然后就在卵巢内形成了囊肿。手术时切开囊肿会发现，囊肿里满是褐色的血液，因此也有了这个很有趣的名字——巧克力囊肿，但它会影响卵巢的功能，造成不孕。

子宫内膜异位除了容易造成女性不孕外，还有一个很大的痛苦就是痛经。几乎所有的子宫内膜异位症患者都有严重的痛经问题。

这个痛经有它自己的特点：通常是第一天疼得特别厉害，到第二天第三天减轻甚至消失。但是这种痛是继发性的、渐进的，也就是说，患者从某一阶段开始出现，之后会一次比一次厉害。

所以，从这里我们也可以得到一个信息，就是当你一旦出现不

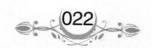

同于以往的痛经（有些人有原发性痛经），这时就要注意了，及时去检查一下，看看是否存在子宫内膜异位。如果不当回事，置之不理，其实等于是给了异位的子宫内膜组织充分生长的时间。

从患者记录来看，现在广大白领女性是这个疾病的高发群体，为什么呢？城市生活节奏快，压力大，女性平时活动太少，再加上结婚结得晚，生孩子生得也晚，不光子宫内膜异位症，各种妇科病都会比较青睐这个群体。

不过，俗话说得好："病由心生"，不管什么时候，女性朋友们都应该注意调整自己的情绪，保持乐观开朗的心态；同时，月经期间，也要避免那些剧烈的运动。如果已经查出患有子宫内膜异位症，那么在月经期就要更加注意保持情绪稳定，防止过度劳累。

子宫内膜除了异位外，还有一个问题也需要谈一谈，那就是子宫内膜的厚薄问题，这也是一个关乎女性能否顺利生育的重大问题。

确切地说，子宫内膜与妊娠的问题是随着生殖医学的发展而日益受到重视的。在对不孕患者的 B 超监测中发现，子宫内膜的厚薄对妊娠有一定影响。但子宫内膜的厚薄在一定程度上仅是相对而言，并没有一个标准明确子宫内膜薄到什么程度或厚到什么程度就绝对不孕。

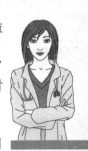

正因为 B 超下可直接测量内膜厚度，容易观察，很多患者对自己的子宫内膜便给予了过分的关注，就像很多高血压患者关注血压一样，随时都在盯着自己子宫内膜的厚度。

其实，研究子宫内膜，要根据患者的既往病史，月经周期，用药情况，正在进行的治疗情况等进行综合分析，而不是过分的紧张和简单的就事论事。过度的焦虑还会影响神经内分泌系统，造成生理状态的紊乱，对子宫内膜的影响也很大。一次内膜不好，不代表次次不好。过于关注内膜问题，反而会适得其反。

所以，作为患者，应该做的是调整心态，保持良好的精神面貌，用顺其自然的心情去面对每一个治疗周期，而不要纠结于子宫内膜绝对值的厚与薄，更不要纠结于子宫内膜一个或两个周期的好与坏。

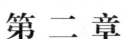

第 二 章
坏习惯，伤害子宫的元凶

女人的一生都需要被呵护，无论是皮肤、乳房还是子宫，现在很多女性平时不够注意自己的身体，对各种不好的习惯要么不自知，要么明知故犯，不当回事儿，长此以往，最终的结果就是子宫被严重地伤害了。精致的女人往往活得更健康，因为她们有着精致而讲究的生活习惯，知道什么该做，什么不该做。女性朋友们要想经营出健康的子宫来，就必须得改正生活中的那些不良习惯。

 性生活无节制，子宫老得快

谈到"纵欲无度"这四个字，人们脑海中浮现出来的往往是男性，女性的比例要低。为什么呢？应该与我们在生活中听到更多的这类信息有关，比如，某某因房事过度整个人都瘦了，某某因与多个女子有染患病等等。关于性这方面，人们更多的时候提起的是男性，而非女性。这可能是个观念问题，也可能是个社会问题，但若站在医学的角度来看，纵欲无度，无论是男性，还是女性，其实都很受伤。

中医强调房事不宜过度，以免耗精伤气，损害健康。肾精源于先天，可赖于后天水谷之精的滋养补充，但其输出消耗不可能是无

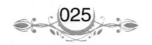

限的，如果超过了补充再生的速度，势必导致肾精的亏损，甚至逐渐衰亡，造成早衰、早老、易病、早夭等后果。因此，必须适当节制房事，使其不伤损本元。现代医学也这样认为，男性多次进入对阴道是一个机械刺激，同时可能将细菌带入阴道内。

阴道是由复层鳞状上皮组成的，具有较强的抗摩擦能力，如果摩擦刺激时没有产生疼痛感，即使房事生活次数多，时间长，也是没有问题的。而且，阴道具有一定的抗感染能力，在身体免疫力正常的情况下，即使短时间内多次过房事生活也不会导致阴道感染。

但是，不洁的性生活、不固定的性伴侣或高频率的性交，都会在无形中加大细菌进入阴道的机会，从而引发妇科病症。特别是当男性包皮过长或存在生殖器炎症时，女性感染的概率更是成倍增加。所以，女性房事过度可能会带来各种妇科疾病。

众所周知，女人在经期不宜开展性生活，绝大多数夫妇都能做到这一点，但是，对于月经后恢复性生活的时间，有些人就不注意了，他们往往认为，当经血停止后就能恢复性生活。殊不知，这也是有损女人子宫的一种行为。

因为女人在月经刚停止时，宫腔内的创面就如同体表被擦伤的皮肤，即使不出血了，但依然没有完全恢复好。如果在这时匆忙同房，便可导致子宫腔再次出血，让血从阴道流出来。而且，男人的阴茎和尿道以及女性阴道口附着很多病菌，会在同房的时候进入女性生殖道而引起生殖器官感染，还有可能导致盆腔充血，延长月经期，让血量增加，出现痛经等现象。

过度的性生活还会对阴道的松紧度造成很大的影响，长此以往

容易使女性阴道出现松弛、干涩及无弹性等现象，进而降低性生活的质量。

此外，男人纵欲可能会导致阳痿，女人纵欲则会加速自身衰老的时间，也可以说男人会成为假太监，女人则会变成皮肤松弛失去弹性和光泽的黄脸婆。

特别是有些女性一旦有了外遇，性生活就难以正常，变成过度纵欲，导致激素分泌过多，生殖腺负担变成超负荷的状态，长期纵欲造成身体虚弱，内分泌失调，久而久之，严重者出现不孕不育。

最严重的是，宫颈癌的发生与纵欲过度或过早性生活有着密切关系。目前全球每年新发宫颈癌病例约50万。据学者调查显示，初次性生活过早、性生活紊乱不洁、有性病史、免疫功能不足、生育次数较多的女性成为宫颈癌高发人群。专家指出，女性如有5个以上性伴侣，其HPV（人乳头瘤病毒）感染率会比只有单一性伴侣者高出3倍；还有，开始性生活的年龄越小，HPV感染率也就越高，而感染HPV是导致宫颈癌的重要因素。

滥欲有害无利，封建帝王后妃无数，淫欲无节，伤精损寿，大多短命。现代社会卖淫嫖娼屡禁不绝，性病之传播皆由于此，更促进了艾滋病的广泛传播，害人害己，殃及子孙，危害巨大。

那又该如何发现，怎么看出女人房事是否过度了呢？

因为个体差异很大，即便是同一对夫妻在不同的情况下，性爱频率也不尽相同。衡量性生活频度是否适当的客观标准是，第二天早上是否精神饱满、身心愉快。如果在性交后第二日或几日之内，

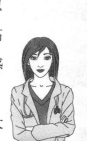

出现以下情况，又查不出其他原因，就可认为是纵欲过度了。

1. 精神倦怠，萎靡不振，无精打采，工作容易感到疲乏，学习精力不集中，昏昏欲睡。

2. 全身无力，腰酸腿软，懒得动，头重脚轻，头昏目眩，两眼冒金星。

3. 面色苍白，两眼无神，神态憔悴，形体消瘦。

4. 气短心跳，时出虚汗，失眠多梦，不易入睡。

5. 食欲减退，不思饮食，并有轻度恶心感。

不论男女，当有以上"信号"出现时，即已告诉你，性生活已经使你"超负荷"了，应及时纠正，减少性生活次数，严重者，应暂停一段性生活。

但是，对此也不必过于担心。因为一般的性生活过度，只要暂时停止一段时间的性生活，对健康并无大碍。当然，如果继续放纵自己，后果就比较严重了。

解决方法：首先，注意休息，加强营养；其次，调整性生活，进行有节制的性生活，健康的性生活，更要洁身自爱，杜绝滥交乱性；还有，出现症状后，应及时到正规医院就诊。此外，还要做到"两不"：

1. 从事强体力劳动后不宜进行房事，否则体力过度消耗，就会损伤人体"元气"，给身体健康带来不必要的损害。

2. 酒醉后不宜进行房事。中医认为："醉以入房，以欲竭其精"。意思是在醉酒情况下强势行房，会影响身体健康，是人们早死、早衰的重要原因。

总之，房事应有节制，这也是人生重要的"养生之道"。沉迷于频繁的房事之中，不加控制，恣意放纵，必然会对工作、学习、身体健康等诸多方面产生百害而无一利的影响。当然，做任何事也不能过头，过了头就会产生各种各样的不良反应，对身体产生危害，大家应给予重视。

久坐不动，当心你的懒伤了子宫

有一句话一直被姐妹们奉为经典，那就是"世界上没有丑女人，只有懒女人"。的确，在这句话的鼓励下，美女开始变得越来越多，这个世界也因美女的增加增色了不少。

办公室女性是现代都市里一道独特而又亮丽的风景，她们上班时间多数坐在办公桌前，尤其现在网络的发达，更是让她们省去了"跑腿儿"的麻烦，鼠标轻轻一点，一切轻松搞定。也许你会觉得每天的久坐，除了让腰部受累点，让屁股可能会越来越大之外，对身体没什么影响。如果你真的这么想，那就真的大错特错了。女性久坐不动极其容易危害子宫健康。

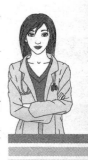

长时间坐着，女性的盆腔容易充血，导致附件和宫颈的血液循环不畅通，而且长时间坐着阴部透气不好，如此一来就比较容易发生感染，导致宫颈炎、宫颈糜烂、宫颈肥大、宫颈息肉等。

有些女性长时间不孕，也有可能是久坐导致气滞血淤引起。这是因为血流不畅，容易形成淋巴栓塞或血行性栓塞，堵塞了输卵管。

另外，坐着跷二郎腿会妨碍腿部血液循环，造成盆腔内气血循环不畅，导致女性原有的某些妇科炎症问题加重，或者引起慢性附

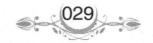

件炎，导致病原体经生殖道上行感染并扩散，继而影响整个盆腔。

不过，坐久了，最麻烦的还是引起子宫内膜异位症。长时间坐着，来月经的时候没有让月经顺畅地流下来而导致经血逆流，再长时间积压就会变成肿块，进而引起巧克力囊肿也就是子宫内膜异位症。

刚刚大学毕业的小何去年找到一个工作，主要从事电脑编辑工作，一天工作8个小时，除了上厕所几乎一整天都坐在电脑前。起初小何一到来月经的时候就会肚子疼，疼得全身冒冷汗，一直要持续三四天这样的疼痛才能好转，并且血色发黑，血块特别多，她妈妈以为她在经期受了凉，就给她熬姜糖水喝，喝完之后也没好转。这样挨过了几个月，痛经非但没减轻，反而更加严重。小何无奈到医院妇科门诊检查，检查结果是：发现小何左侧卵巢有2.0厘米×2.5厘米大的囊肿，被诊断为巧克力囊肿。

瑞典的一项新研究发现，在上班和下班后久坐的女性，患乳腺癌和子宫内膜癌的风险会升高。

研究人员针对2.9万名25~64岁的瑞典女性的健康信息进行了长达25年的跟踪分析，这些女性在研究开始时都未患有癌症。研究对象被分成3组：从事静态工作且不运动的女性；从事静态工作但常运动的女性；从事需要经常站立的工作并常运动的女性。

研究结果发现，与上班和休闲时间都活动的人相比，那些在上班或休闲时间不活动的人，在绝经前被诊断患有乳腺癌、子宫内膜癌的风险均是前者的2.4倍。

2014年一项研究就发现，每天坐的时间每增加2个小时，女性患子宫内膜癌的风险就会增加 10% 。

研究作者之一，瑞典隆德大学的理疗学家安娜·约翰松建议，办公室女性在工作中可以尝试做一些小事来减少坐着的时间，如站起来泡杯咖啡或是步行上班。

其实，越是私密处，越需要透气，除了久坐会使阴部透气不良之外，卫生护垫用久了也同样会使阴部透气不良，而导致宫颈感染，因此有使用护垫习惯的女性最好改掉这个习惯，千万不要长期使用护垫来保持阴部环境清洁。

那么久坐的女性如何让自己动起来，及早远离那些妇科疾病的纠缠呢？

首先，要树立起运动的意识，凡是容易久坐的女性，用心设计一个对自己能起到提醒作用的小提示。每到一个小时就提醒自己起来活动一下，缓解盆腔充血对宫颈血液循环的影响，同时让宫颈透透气。

怎么动呢？办公室是公共场所，你又不能影响别人。这里教大家一个简单的"抖动"运动。

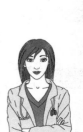

第一步，双脚与肩同宽站立，手腕放松摆在前面，血压偏高的人，双手摆在腹下方；血压偏低的人，双手摆在肩上方；血压正常的人，双手摆在胸部前方。

第二步，双脚跟慢慢提起离地，越高越好，以大脚趾用力支持身体，然后再慢慢放下脚跟。做 3 ~ 5 次适应性训练后，逐渐脚跟用力向下蹬，力度以自己的身体能承受为准。随着脚跟的不断向下蹬，双手也不断地放松，上下抖动。

这种运动看起来简单，没什么，却可以通过全身的抖动，使内

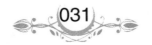

脏得到运动，从而消除疲劳，增强全身气血流通。

另外，女性朋友们每天一定至少要保证活动半个小时以上，如果实在没时间，也可以在乘公交上下班时，提前两站下车，然后走到目的地；在上下楼的时候，争取走楼梯，不乘电梯；在家看影视节目的时候，别一坐到底，甚至两三个片子连着看都不动一下，一定要过一会儿就站起来舒展一下，走动走动。

女人一定不能"懒"，尤其是久坐的工作让你变"懒"了以后，"懒"成了你的工作方式，生活方式时，一定要让自己变回来，变得勤快一点。

爱干净还得会干净，别乱用洗液

最近，前来就诊的妇科患者越来越呈现年轻化趋势，尤其是患宫颈糜烂、阴道炎的青年女性特别多，但是根据我的仔细观察和诊治，她们的患病原因很相像，就是因为"太干净了"。

其中有一位姓黄的女士说自己有洁癖，以前每天洗一次阴部，现在越发感觉不适以后，基本早晚都各洗一次，而且看电视上介绍的一些妇科洗液挺好，就开始用，结果情况越发严重，等到上医院检查时，竟然被告知患上了宫颈糜烂，这下真不知道该怎么再干净了，自己能做到的都做了，实在没办法，去医院开了一大堆药，但就是不见效，并且也继续保持着清洁的"好习惯"。

黄女士的病症吃药也不见好，是因为她并没有切断发病的根本源头，就是她自认为的"好习惯"——过度清洁阴部。其实像黄女士这种因为过度干净患病的女性朋友不在少数，但是大家基本上都有

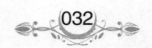

一个误区，就是认为生殖道洗得越干净就是越健康，当发现不适时，反而加重对阴部的清洁，结果使得不适症状更加严重，最后到了不得不看医生的地步。

这到底是怎么回事呢？不爱卫生会感染疾病，爱干净怎么反而也招惹来了病菌呢？其实爱干净没有错，这个问题的关键是"太"干净，也就是干净过度的表现了。

许多女性朋友会有在生理期清洗阴部的习惯，这个特殊的时期更加不要清洗太频繁，只要用清水轻轻擦拭干净即可，并且要注意的是，千万不要用药剂之类的冲洗阴道，否则非常容易造成感染，严重的还会使月经紊乱，同样的道理，怀孕的妇女也是做到用清水擦拭外阴就可以了。平常用温水清洗外阴，最好备好专用的清洗盆和专用毛巾，清洗盆使用前先要洗干净，用来擦拭下阴的毛巾，最好选用对皮肤刺激小的棉质毛巾，最好是白色，使用前后都要晒干或者在通风处晾干，有条件的可以拿到太阳下暴晒，这样有利于杀菌消毒，否则日久不见阳光，容易滋生细菌和真菌，反而不卫生。

大家都知道内分泌发生变化可以破坏阴道生态环境，但是像过度清洁阴道的这种外来因素，就不是很了解了，有人可能会惊讶："不是吧，干净也有错啊，干净也能生病，头一次听说，这也太玄乎了。"其实，吃惊归吃惊，事实还真是这样的。

女性阴道并不是像广告中说的那样："洗洗更健康"！女性阴部有着特殊的生理解剖结构，外阴部由于大小阴唇的闭合，能防御外邪入侵阴道，而且女性生殖道本身具有非常完善的"自洁"功能。在女性的阴道里有多种菌群存在，不仅存在着有害菌，同时也存在着

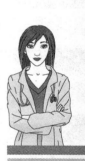

有益菌，其中乳酸菌占优势，维持阴道内酸性环境，抑制其他致病菌的生长，它们相互作用相互制约处在一个平衡的状态。正因为这种制约与平衡，才能使得阴道内的环境呈现健康的酸性，这样，阴道内的状态才会保持自然和谐，人体也就不会生病了。

现在市面上卖的各式各样的洗剂，女性朋友经常使用的话，往往会破坏阴道内的正常的菌群，破坏掉这种天然形成的酸性环境，人为地改变了平衡状态，结果不但起不到良性作用，反而会导致细菌和真菌的乘机生长。所以说为了防止这种情况的发生，除了日常清洁不要过度外，清洗过程中也最好使用清水。

有一个中药熏洗的方子，专门治疗这种过度干净产生的妇科病症。有些女性患者朋友开始羞于启齿不去看医生，自己琢磨着治疗，反而加重病情，或者症状稍有好转了就放弃，不但使炎症反复发作、迁延不愈，身体也有了抗药性，想要再治疗又是难上加难，因为这种炎症不是一朝一夕就能根治的，所以坚持熏洗是关键。

清热燥湿汤，可以根治因为过度清洁导致的妇科疾病。取苦参50克，地肤子、白鲜皮、蛇床子、百部各30克，把这些中药用纱布包好，放到干净的盆里，加入清水煮10分钟，等到水变温后，用温水洗涤患处或者是坐上去熏洗。

苦参性寒味苦，有清热燥湿功效，苦参做的浴汤能够清除下焦湿热，对治疗女性带下色黄、阴痒很有疗效。地肤子性寒味辛、苦，可以清热利湿、祛风止痒，常常用于阴痒带下等妇科症。白鲜皮具有清热解毒、除湿止痒的功效。蛇床子别名野胡萝卜子，一般用于外治外阴湿疹、大人阴痒、滴虫性阴道炎，具有温肾助阳、燥湿杀虫的功效。百部性味甘苦，是治疗阴部瘙痒的常用药物。这些中药材一起煮成药汤，可以达到清热利湿、杀虫止痒的功效，用来熏洗阴部，治疗因清洗过度产生的炎症相当有效。

有一位姓廖的女士，已婚，28岁，从结了婚，每天用妇科清洗液清洗下阴，结果外阴变的潮红，带下色黄，且有臭气，并且伴随阴痒的症状，舌头发红，舌苔发黄，经过检查，发现是患了阴道炎，根据多方面综合观察，正是因为过度清洗下阴所致。据她自己说，结婚前从来没有过这种状况，后来有了性生活，就格外注意卫生，天天清洁之后才发现这些不适之症，好在她发现及时，并且不到半个月就来医院就诊了。像这种情况，就比较适合选用清热燥湿汤来治疗，果然，她遵循医嘱，坚持治疗，过了5天就痊愈了。

可以看出，女性对于自己的私处不但要格外呵护，同时也不能呵护过度，发现一点问题就诚惶诚恐，一着急可能就使用了不良方法，反而导致情况加重，女性的阴部具有自然保护的功能，但是过度清洁阴道会破坏女性阴道的生态平衡，所以说，"太干净"并不一定是好事，有可能引发疾病，适度才是真正保健养生的关键。

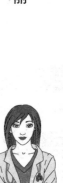

显露身材的时尚着装让子宫变"冷宫"

每逢春夏，都是爱美女性展现自己曼妙身姿的时候，各种清凉时尚的着装纷纷走上街头，吊带、热裤、超短裙在时尚女性身上的出镜率会非常高，看着她们修长的身材，白皙的皮肤，你忍不住频频回眸，多看了那么几眼后，渐渐地，你也学会了如此穿搭，学会了向时尚靠拢。

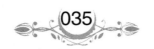

就在越来越多的女性庆幸自己走在了时尚前沿的时候，我们医院里来看病的美女也与日俱增。你不去不知道，一去准吓一跳。有时排的长龙队，让你看不清头尾。

小梁是来医院求子患者中的一员。六年前，她生了一个女儿，现在眼见孩子一天天长大，孩子除了父母就是自己单独待着，夫妻双方觉得这样培养不出孩子健全的性格，就生出再生养二胎的想法。于是就取了环，做好孕育准备。谁知，一年过去了，都没有怀孕迹象，这下小两口都开始着急了。

"以前怀孩子也不见这么困难啊，现在这是怎么了？"她说自己平时总是手脚冰凉，秋冬睡前必须用热水泡脚，冬天还必须得放上暖水袋在被窝里。加上早穿棉衣，晚穿夏装的经历，以及月经量少这些症状，我判断出她这是典型的宫寒不孕。

"宫寒"在中医学上指的是女性子宫的寒冷症。宫寒症状的表现首先可能是痛经或者月经不调，接着可能会导致性欲降低，最糟糕的是宫寒还有可能会让子宫的温度降低，不利于胎儿的生长，即使怀孕了也极容易导致流产。

不说其他的，就说在我国东北部，一到冬天，气温降至零下二十多摄氏度，人们都极少出门，屋子里要是没有暖气，肯定是待不下去的。女人的子宫就是孩子的一间房子，只有把里面保养得暖暖的，孩子才有可能在里面舒舒服服地成长。如果子宫里面像"广寒宫"一样冰冷如铁，孩子又怎么能来呢？

怎么就会"宫寒"了呢？这就要再看看文章一开始所说的时尚话题了。大部分有宫寒症的女性都是因为年轻时爱美造成的。

想一想，夏天，穿着单薄的白领女性们经常在冷气充足的办公室里一待就是一天，回到家里，常常也是整夜开着空调。在大冬天的时候也只是穿一件短裙，穿一双长靴，真的是做到了"美丽冻人"，这样一来，美丽的效果是达到了，可是寒邪却趁此机会侵入体内。

还有些女性贪凉，虽然不在穿着上，却在口腹之欲上。冰棍、冰淇淋或冷饮常常伴随她们，这样虽冰爽到肚，但寒冷却直达子宫。

中医常说"暖宫孕子"，子宫、盆腔气血通畅，炎症消除，自然就怀上了。但寒冷入体，寒凝血滞，气血都运行不畅了，就会直接影响卵巢排卵功能，造成排卵障碍，影响女子正常受孕生育。所以健康、"幸孕"的小肚子都是暖暖、软软的。

相反，宫寒的女性小肚子却比较胖，为什么呢？因为子宫热量的不足，为了维护自身的生理功能，脂肪就充当起了"护宫使者"，子宫越冷，身体就越需要囤积脂肪，于是就引起了小腹发胖，甚至有一些寒性体质的女人不光小腹发胖，身体的其他地方也会发胖。

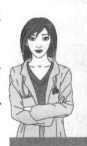

直到现在才知道，原来现在的"果"都是在平时的生活中种下的。想想都后悔不已。可是世上没有后悔药，只有补救药。这个补救药就是用艾灸来暖宫的回阳暖宫方，具体操作方法如下。

艾灸之前要准备好21粒川椒及适量的食盐，将食盐、川椒分别研成细粉末，分开装以备用。

艾灸的时候先要平躺在床，腹部放松，先将盐末填入肚脐中，将艾条一端点燃，点燃端朝下，对准施灸部位，距皮肤3厘米左右进行熏灸，固定在应灸之处，不要移动，艾灸约20分钟后，将盐都拿出来，再将川椒末放进去，上面盖上姜片，再灸约 30 分钟，使皮肤有温热感而不灼痛，至皮肤稍红为度。

艾灸的时候，自己会感觉有一股温热暖流直透肌肤深部，有温热舒适的感觉。艾灸完后用伤湿止痛膏贴上起到"保温"作用。艾灸后穴位上会有强烈的灼热感，这是正常反应，但之后就会减轻很多或完全消失。

第二天应继续艾灸，不会像第一天那么严重，灸几次后就不会有很大的灼热感，剩下的只是温暖和舒适。如果第一次艾灸后到第二天烧灼感还是很严重，可间隔一天再灸，千万不要因此产生恐惧而前功尽弃。

为什么要用这个方子呢？神阙穴就是我们常说的肚脐眼，肚脐是先天的结蒂，后天的气舍，通过任、督、冲、带四脉统属全身经络，内连五脏六腑，包括女人的胞宫，通过艾灸此穴可补身体之阳火。川椒属纯阳之物，其味辛而麻，其气温以热，入肺散寒，入脾除湿，入肾补火，有温中散寒之功。在艾火的熏灸下，适宜的温度迫使药力渗透皮肉筋骨，逐层传导，直达穴位深部，既起到活血化瘀、温经散寒的作用，还通过穴位所相连的经络，调整脏腑的功能，促进经络气血的流通。

另外，女性朋友们在平时的生活细节上还要多加注意。子宫怕寒，盆腔跟子宫的气血是一体的，平时坐的时候也要注意不要坐在冰冷的铁制椅子或石板上，就是在家的时候，坐在椅子上也最好垫上椅垫。吹空调的时候，外披一件长袖衬衫。下雨天避免淋雨。

子宫内温暖如春，种子才会生根、发芽、开花、结果，而天寒地冻，一派阴寒肃杀之象，何来生机？"冷女人"血行不畅，气血如一潭死水，濡养自己都已经很困难，这时候的她不仅面部会长斑，同时，体内的能量不能润泽皮肤，皮肤就缺乏生气，整日里精气神全无，又怎么能孕育出健康的新生命？

过度节食，子宫贫瘠爱生病

以瘦为美的现代，有很多人都不满意自己的身材，不论胖的还是瘦的。都加入了减肥的行列中。有人说："减肥是女人一辈子的事情。"于是，有很多女性这一辈子都在减肥，在吃上特别注意，从来都是"食不果腹"，不敢吃饱。一天天下来，看上去体态确实婀娜了，但与此同时好脸色也没了，一卸妆，个个都是"黄脸婆"。更让人可叹的是，体质也不行了，用来养育宝宝的土地也贫瘠了，整个人柔柔弱弱的。

再说了，我们真没必要把自己闹得皮包骨头的，有点儿脂肪并不是一件坏事儿。由于脂肪是人体能量的主要来源之一，所以，脂肪太少，会造成机体能量摄入不足，而使体内大量的脂肪和蛋白质被超常耗用，以致雌激素合成明显缺乏，影响月经来潮，甚至经量稀少或闭经。

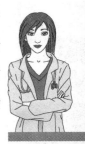

记得一次去一家企业做健康讲座，接待我的是一位女性。闲聊时，她问我有没有办法来应付脸上的黄褐斑。作为白领，工作压力大，平时又没有时间去保养，再加上成天面对着电脑，所以经常会感到头昏脑涨、精神疲惫，这在很大程度上影响了工作效率，长此以往对身体健康也是极为不利的。这种困扰应该是大多数人群都有的吧？但大多数人虽然都受其困扰却又感觉无可奈何。

想到这儿，我便和她细聊起来，这才知道，一直以来，她的工作压力很大，不得不拼命。这几年几乎以公司为家，工作之余，也没有闲着，不是自学营销、策划，就是报班学习，以便储备知识。为了工作几乎没有吃过几顿像样的饭，早餐不吃，中餐凑合，为了保持身材，晚餐省略。现在是各种毛病争相找上了她：经常失眠，皮肤干燥发黄，甚至长起了黄褐斑；更为令她头痛的是月经也是没个准信儿，说不来就不来了。身体的变化使得她烦躁易怒，工作也常常会受到影响。看着她忧虑的眼神，我告诉她："这些毛病的根源都在脾胃，要好好调理脾胃！"

很明显，女人的脾胃忽视不得。什么样的脾胃才是好脾胃呢？最简单的判断应该是到饭点儿知道饿，吃饱了能消化干净，大小便能把消化利用后的垃圾排干净，身体里没有多余的湿热。只有这样，无论是"进口"还是"出口"都顺利无阻，身体才会真正的好，女人就会气色好，肤色也好，子宫健康，没有妇科病的纠缠。

在我们的身体上有一味调理脾胃的"良药"叫"中脘穴"，应当好好利用，平时没事的时候可以多按摩它。按摩中脘穴不仅可以健脾益气，消食健胃，而且还能温补子宫，改善卵巢功能。

中脘穴位于女人肚脐脐上4寸，在胸骨下端至脐连线之中处，按摩的时候，将手掌按压在中脘穴上，手指按压在建里与下脘穴上，吸气时，两手由右往上向左揉按。呼气时，两手由左往下向右揉按。一吸一呼为一圈，即为一次，可连续做8~64次，然后，再按相反方向揉按，方法与次数都一样。最后，做3次压放呼吸动作，方法同上。

子宫好、乳房好、气血好——三好女人一生安康

040

当然也可以采用摩揉的方法。即双掌重叠或单掌按压在中脘穴上，沿顺时针或逆时针方向缓慢做圆周推动。注意手下与皮肤之间不要出现摩擦，手掌始终紧贴着皮肤，带着皮下的脂肪、肌肉等组织做小范围的环旋运动，使腹腔内产生热感为佳，一般在 15 分钟左右。

操作不分时间、地点，随时可做，但以饭后半小时做最好，力度不可过大，以免出现疼痛和恶心。

按摩穴位贵在坚持，切不可三天打鱼、两天晒网，否则也只能是枉然了。如果你每天坚持按摩 2 ~ 3 次，便可以促进内分泌和生殖功能的改善，从而有益于子宫的养护。

当然，除了按摩，还可以配合饮食来调理，推荐一款"二仙羊肉汤"。"二仙羊肉汤"，这个名字听起来挺有意思，"二仙"是指什么呢？两味中药，一个是仙茅，一个是仙灵脾。汤的具体做法如下：

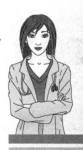

取羊肉 250 克，用清水洗干净切成片；仙茅、仙灵脾各 12 克，用纱布包好备用，生姜 15 克。将羊肉片、纱布包、生姜一起放入砂锅内，加入适量的清水，用大火熬开后，改用小火，煮至羊肉熟烂，然后取出纱布包，根据自己的口味调味即可吃肉喝汤。每天吃一次，当然吃午餐时也可以当作配餐。

羊肉既可御寒，又可补身体，李时珍在《本草纲目》中说："羊肉能暖中补虚，补中益气，开胃健身，益肾气，养胆明目，治虚劳寒冷，五劳七伤"。仙茅能壮筋骨、易精神，《海药本草》里说，仙茅能补暖腰脚，清安五脏。仙灵脾又叫淫羊藿，具有助肾阳、强筋骨、祛风湿的功效。故二仙羊肉汤具有滋肾，保养子宫的功效。

　　另外，一定要注意生活习惯的改善，记住任何耗伤阳气的行为都会伤到脾胃，比如经常熬夜、饮食上贪生冷等。要想做一个健康美丽的女人，就要该工作的时候工作，该休息的时候休息，避开冷饮，注意保暖，最好养成每天早晚一杯热水的习惯。一日三餐一定要重视起来，别为了减肥，盲目节食，吃水果餐，或者用其他的保健品代餐。当工作不忙的时候，尽自己的努力把它们调理好，当迫于工作很难保证的时候，可以适当吃一些保和丸、附子理中丸、六君子丸等成药温补脾胃。

　　身为女人，谁不羡慕光洁的肌肤，窈窕的腰身？谁不希望风华绝代，魅力逼人？可当皱纹与色斑在脸上悄然浮现，当各种妇科问题频频出现，当一切的娇艳都得用厚厚的妆容来弥补时，纵然形销骨立，那又是怎样的一种无奈啊？养好脾胃，攸关女人的美丽，更攸关女人一生的幸福。

第三章

用得好不如养得好,女人保养子宫要趁早

女人总是挖空心思去美容护肤，做各种各样的保养，千方百计地想留住青春，保持年轻美丽。然而，你是否发现，就在你与衰老努力做抗争的时候，衰老却依旧在某个时候与你不期而遇了。这时你懊恼、不满，以为自己用的产品不够好，然后努力向更好的产品靠近，结果往往也不尽如人意。其实，女人的青春与美丽源自健康的子宫，面子的问题最终还是要靠"里子"来解决，越早懂得保养子宫的女人才会越年轻美丽。

学会给子宫清洁、排毒

前几天在公园锻炼时遇到许久不见的老朋友，彼此见面打招呼。我发现她的脸上长了好几块黑斑，不仅如此，脖颈处还贴着块膏药，整个人也老了很多，便问她怎么回事。她说："别提了，有些日子不锻炼了，前天稍微做了些运动，没想到就把脖子给扭了，正好家里有些膏药，我就贴上了，可是也不见好。"

我看了看她比以前更为臃肿的身体，以及色斑交加的脸庞，问她平时都有些什么症状。她说："你不知道，这段日子以来，我老是失眠，身体也是经常莫名发热。平时，家里人做事要是稍有一点不合我意，就免不了被我大吼一番，我也知道这样不好，可是就是控

制不住。你看我这皮肤，现在也不再莹润水灵了，干得很，连筋骨都变得越来越脆弱，稍一不注意这不就扭伤了。你再看看我这凸出来的小肚子，还有腰上的'救生圈'，现在怎么就变这样了呢?"

看着她紧皱的眉头，我拍拍她的肩说道："你这一定是平日里不注重保养，尤其像到了咱这个年龄，更要注意保养。不是说要你去买什么昂贵的化妆品，回来涂涂抹抹，而是一定要保持好的饮食作息规律，保养好身体里的子宫，这才是女人年轻健康的秘诀。"

朋友听我说子宫，有点丈二的和尚，摸不着头脑。于是我进一步解释道："如果把我们的身体比作一套房子，子宫就相当于这套房子的主卧，是一个很重要、很贴心的地方。但是这里你必须经常打扫，保持它的干净舒适，这样人回到家中才会感觉温馨舒服，所以子宫也需要我们定时清洁，定时排毒，这样我们的身体才会保持年轻和健康。"

在生活节奏加快的今天，不少人感觉白天时间不够用，常利用晚上去做白天未完成的工作，通宵达旦，甚至成为习以为常的事；饮食上也是一点也不注意，油条、方便面等油炸食品爱不释手，为了追求刺激，还把香辣锅等辛辣肥腻食品当作每天的必需品，当时是过足了嘴瘾，殊不知，正是这不起眼的细节在不知不觉中已经透支了自己的健康，同时，也让卵巢无法休息，积存了大量毒素，以至于我们的身体也跟着出问题。

有一些女性认识到毒素的严重性，觉得毒素是因为吃进东西引起的，于是就干脆不吃东西，认为这样既能减肥又能让卵巢的毒素排空。其实并不是这样，节食并不能排毒，身体的虚弱反而会让新陈代谢能力减缓，加重毒素的沉积。

　　还有一些人喜欢吃排毒药品，觉得既然是排毒药品就一定能排毒，或许一些合格的排毒药物是真的可以排毒，但是如果你稍不留心，选择了市场上所销售的不合格的排毒产品，又不清楚来源以及成分，这些产品制作的过程中可能添加了非自然的防腐剂、人工调味料等，不但毒素没排掉，反而会加速积累。

　　听了我的分析，朋友有些胆怯地问我："那怎么办啊，到底该怎么做，才能排毒呢？"有句俗语说得好"生命在于运动"，运动最大的好处就是排毒、加快血液循环，子宫的排毒也要依赖于运动。于是我教给朋友一套运动方法，让她每天抽出30分钟时间练习。

　　自古以来，瑜伽就是深受人们喜欢的运动，练习瑜伽不仅可以锻炼身体，而且可以放松心情，排除体内沉积的毒素，预防和缓解许多身心疾病。而这套运动方法就是瑜伽里的单腿弓式，单腿弓式中的体位练习可以按摩腹腔里的卵巢，并改善腹腔内部器官的血液循环，有效地调节雌性激素的分泌，从而促进子宫内毒素的排除，另外，它还可以锻炼腹部的肌肉，有助于去除腹部、臀部过多的脂肪，有效地改善消化系统的功能，改善新陈代谢，使我们由内而外散发出健康青春的气息。

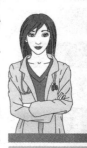

　　那么单腿弓式又该怎么做呢？首先俯卧在瑜伽垫上（当然也可以在地板上铺毯子或者是凉席等），两脚并拢，双臂伸直，放于身体两侧；接着左腿弯曲，左脚放在右膝盖窝处，右膝盖尽量向上弯曲，右手抓住右脚，左臂向前伸展；右手抓住右脚向上提拉，背部和臀部用力，使上身和大腿离开地面，呈弓式，同时保持顺畅的呼吸5~10次。当然在做的时候动作不要太快，应尽量缓慢、柔和，切不可操之过急；同时要注意将重心维持在身体的中线处，不可以倒向两侧。

每天早上或者平时有时间了，随时做做，当然做的时候一定要调整好心态，试想，在环境优雅的草地上，伴随着潺潺的流水声和清脆的鸟鸣声轻舞飞扬，那是不是你梦幻中的一幅美妙的画卷呢？

方法虽好，但是如果背部有伤的人，练习的时候一定要注意，适自己的情况来做，切不可勉强，以免造成不必要的伤害。

清理毒素除了运动，如果在饮食上再加以调节，效果会更上一层楼。此时枸杞大枣鸡蛋汤是最好的选择。

取新鲜的枸杞子30克，大枣10枚，鸡蛋2个。枸杞子、大枣用清水洗干净，放入砂锅，加入适量的清水，大火烧开后，改用小火炖1小时，再将鸡蛋敲开放入，煮成荷包蛋，吃蛋喝汤，每天可以当早晚餐食用，当然也可以佐餐食用。

枸杞又名"却老子"，如《本草纲目》中记载："枸杞，补肾生精，养肝，坚筋骨，去疲劳，易颜色，变白，明目安神，令人长寿。"因此，长期食用枸杞不仅可以补肾益肝、缓解情绪，还可以排除体内毒素，延衰抗老。大枣味甘性温，有补中益气、养血安神的作用，而且还能够提高人体的免疫力，抑制毒素的沉积。鸡蛋，不仅具有较高的营养价值，而且它还是扶助正气的常用食品。故经常食用枸杞大枣鸡蛋汤可以滋养子宫，补肾固本。

多数人平时不注重保养自己的子宫，等身体透支了，才意识到自己该排毒了，如果你平时注意细节的话，每天在保证至少半小时的运动量，新陈代谢和血液循环好了，体内的毒素自然而然就会排除了，卵巢不也在不经意间得到保养了吗？

增加你的子宫元气

如果说女人是水，那么健康便是源头了，只有源头清澈了，水才能清洁纯净。由于女性的生理结构特殊，相比男人而言，患病的可能性也更多，因此更需要关爱自己。当然最为重要的就是子宫保养这个主题。

子宫伤了元气，除了容颜衰老、心情烦躁外，身体内部的异常更常见。月经不规律、白带异常就是最为明显的例子。但是，这些对于女性朋友而言，身体表面的病症还会去医院进行诊治，至于身体内部的病症却很少愿意往医院跑了。一来，她们认为，病症轻，无关痛痒，懒得看。再者，不好说出口。

我就曾经遇到这样一位患者，生完孩子后，各种症状都出来了，月经不调、白带异常、阴道萎缩干涩、皮肤干燥等等。都有好几年了，才想起到医院看，总感觉不好意思。

"有病就得治，这没什么不好意思的，否则还得自己遭罪。"我边给她检查边说道。检查中，我发现她的脸部长了很多黄褐斑，皮肤也很干燥，厚重的黑眼圈像足了大熊猫。

据她所说，她的小腹疼已经持续了数月之久，只是之前没有那么频繁；而且觉得白带还很多，经常感觉下身湿漉漉的，时常要去卫生间换护垫。开始自己以为是受凉了的缘故，就多穿了些衣服，坚持工作。直到这几天疼的次数越来越多，以致法正常工作，这才来看病。看着她焦虑的眼神，我告诉她："这明显是产后伤了子宫元气，平时又没有好好保养造成的。"

快节奏的生活中，女性压力越来越大，很多年轻的女士为了工

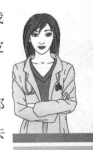

作，通宵达旦；为了拥有美丽的身姿，拼命节食减肥……有的准妈妈，在产后为了尽快恢复迷人的曲线，因此拒绝母乳；还有的女性意外小产，却不好好调养。

久而久之，伤了子宫元气，功能衰退，从而影响了雌性激素的分泌、皮肤颜色、肤质，甚至三围体态。使得脸部发黄、体态臃肿、阴道干涩，更可怕的是伴随而来的失眠，睡眠不好的结果不仅是黑黑的眼圈、深深的眼袋，还有焦躁多变的情绪、无端的烦恼、焦虑等，而不规律、不正常的月经，更是女性的难言之隐。

面对种种病症，很多女性不究其原因，而是盲目地去吃什么保健品，去美容院做美容，以为这样就可以减少烦恼。殊不知，这些只是在做表面工作，并不能真正改善我们的身体状况。

听我说完上面这些话以后，那位患者问，这些和子宫又有什么关系呢？中医认为，子宫是女人的第二张脸，是生命之源，它掌握着女性的身材、容貌、健康和生育。因此保养子宫，增加子宫元气才是真正的治本之道。于是我教给她一套增加子宫元气，保养子宫的运动方法——瑜伽金刚伸展式。

瑜伽对于我们而言已经不陌生了，它是一种传统而神秘的养生术，自古以来就是人们所喜爱的养生运动，它注重内外兼修、外在和内在的结合，能让每个女人有意外的收获。有的平时不注重保养，或者因流产、产后子宫失去了元气，导致身体各方面都出现问题，这时候瑜伽金刚伸展式就是帮助你恢复子宫元气的良方！

那么又该怎么做呢？首先在地板上铺上瑜伽垫（或者凉席也可以），采取金刚坐姿，即双腿并拢，臀部放在左脚后跟上，双手放在膝盖上；接着吸气，双手向上抬起，手指尽量向上延长；呼气，然

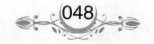

后再向下伏地，手臂与身体始终保持一个平面，此时你会感觉到你的腹部受到刺激；接着吸气，同时起身，手臂向上延长，再呼气放松。

当然我们在练习金刚伸展式的时候，它的每一个动作都配有特殊的呼吸方式，并且与精神调整相配合，既可以疏通女性器官的气血循环，调整激素的分泌，对月经不调、产后阴道松弛、盆腔炎有很好的疗效。同时，它还可以加强人体的肾脏功能，恢复女性因流产或生产后丧失的"元气"，使女性由内而外地散发一种青春的气息，延缓衰老。通过瑜伽还能温补子宫，改善卵巢功能失调引起的各种皮肤问题，起到驻颜美容的功效。

练习最好在安静的环境下进行，每天早上起床后，抽出20分钟时间，暂时排除所有杂念，把精力都集中在练习瑜伽上，让身体伸展到自己最舒服的姿势上，可谓是最美的享受。另外练习瑜伽也需要恒心和毅力，如果三天打鱼，两天晒网，最后必定是无果而终的。

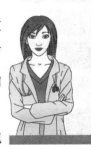

"冰冻三尺，非一日之寒"，我们的身体也一样，平日里不注重保养，以及不良的习惯使女性朋友伤了元气，都会致使身体各方面都出现很多问题。这里再给大家推荐一款美味的黄豆粥，也是增加子宫元气的不错选择。

黄豆、糯米各50克，核桃3个。首先将黄豆和糯米用温水浸泡半小时，让豆粒及米粒膨胀开，这样煮粥时可以节省时间；再将核桃砸开，去壳取仁。将糯米放入砂锅，加入适量的清水，大火烧开后，改用小火。再放入黄豆和核桃仁，煮至粥熟，根据自己的口味调味即可食用。

黄豆被称为"豆中之王"，其味甘、性平，含有丰富的营养物

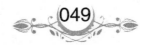

质，具有益血补虚，解毒的功效。核桃具有较强的抗氧化作用，可以抵抗衰老，《神农本草经》将核桃列为久服轻身益气、延年益寿的上品。因此以黄豆、核桃、糯米煮粥，有助于延缓衰老，增强子宫元气，维护子宫健康。

很多人对中医不屑一顾，认为不管是治病，还是养生，要等到见效，黄花菜都凉了，说现在生活节奏那么快，谁有时间磨蹭这些事情。其实，道理古人早就说透了，荀子在《劝学篇》里说："不积跬步，无以至千里；不积小流，无以成江海。"任何事情都有一个量变到质变的过程，养生也是如此。

🌸 动动腰腿，不花钱的子宫"保养方"

如果说每个女人是一朵花，那么女人的子宫就是花的种子，种子虽小，却担负着破土而出的使命，但是种子也很脆弱，很容易受到病虫害的侵袭，一只小昆虫就能将其蚕食，让花儿没有生机。子宫是女人特有的生殖器官，肩负着孕育生命的重要使命，从发育成熟就开始履行自己的职责——形成并排出月经，生儿育女，直到衰老退居二线，始终面临着各种伤、病的威胁，常会祸起"宫"中。

在常见的妇科病中，有很多都是跟子宫有关的，比如，宫颈炎、子宫脱垂、子宫肌瘤等，这些病症不是一天就患上的，是经过了一个量变到质变的过程。就好像一个人终日不停歇，只是一味地工作，晚上经常加班，就连周末也不放过，长此以往，再强健的人也敌不过精力的耗损，会因精疲力竭而倒下。

子宫也不例外，子宫是孩子的房子，在孩子住进来之前，就一

直不停地自我修复，那就是形成并排出月经的过程，等到孩子住进来之后，它就停止了修复，一心一意地给孩子最好的温暖，在此期间，如果不注意子宫的保健，不让子宫劳逸结合，最终它也会不堪重负而累倒，一些小小的不清洁之类的问题就可以将其打倒。

由于胞宫的形态和生理功能与其他脏腑不同，所以《黄帝内经》称其为"奇恒之腑"。胞宫除与十二经脉直接联属外，与冲、任、督、带四脉更为密切。女子到了十四岁左右，肾气盛，天癸成熟，任脉气通，冲脉血盛，血海盈满，即月经来潮，并具有孕育的能力。而肾位居于腰部，中医上常说腰为肾之府，如果肾气损伤，就会引起腰痛。我们经常可以看见，有的人年纪不大却早早地弯腰驼背，这些都是肾气虚衰的结果。

腰为支撑人体的重要支柱。腰部运动可使腰部灵活，一方面，可增强肾的功能，使人元气充足，此即古人谓"命间源头在腰隙"之意。另一方面，腰部强健，可使气血流通，从而保证主宰一身活动的职能，古人说"力发于足，主宰于腰，形于四肢"，腰壮则肾强，常常做做腰部运动，活动活动腰，就可以强腰益肾，肾气健旺。

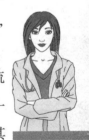

胞宫受到充足的肾气的温煦，处在一个温暖的环境里，气血流通畅快，不仅在经期月经会按时到来，就是在平时子宫也是处于一个强健的状态，对于一般的小病菌，子宫仅靠自己的力量也能将其驱赶出去。

由于子宫所处的位置隐秘，保健活动直接作用在子宫的身上还是有难度的，现在了解了腰部和子宫的亲疏关系，我们就可以通过锻炼腰部进而强健子宫，走"曲线救国"的道路。那要怎么活动腰部呢？

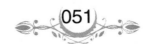

在这儿给大家介绍一种非常简单的锻炼腰部的方法——俯仰健腰法。

开始时两脚合拢并立站好，吸气时，两手从身体前上举，手心向下，一直举到头上方，手指尖朝上，呼气时，弯腰并使两手触及地面或脚尖，坚持一会儿，然后抬头恢复开始时的姿势，再弯腰，如此反复多锻炼几次。

在这个简单的俯仰健腰法中，腰身的一仰一俯，给腰部的肾脏做了按摩，使局部气血升温，能达到通经活络，调和脏腑气血的目的。肾脏喜温恶寒，温煦的作用使得肾阳滋长，肾变得越来越强健。肾强则体壮，腰酸背痛的情况就会减少，与肾密切相关的子宫也就像是在一棵大树下受庇护的小草，大树健在，小草安稳。

虽然这个运动比较简单，但是需要长期的坚持不懈锻炼才能达到预期的效果。同时，为了让腰部得到彻底的放松，做到全面的锻炼，您还可以做完这个之后，身体向后仰，下下腰，然后再左右都侧弯几下，或者旋转旋转。

运动之前最好小步慢跑 10 分钟，做个热身，以免拉伤腰部韧带，在做的过程中幅度尽量大些，根据自身的情况，量力而行。有高血压的或本来身体就比较弱的人不适合做这个运动，或者做的时候放慢速度，防止发生晕眩。

对于身体健康的人来说，经济的运动实在是功德无量。但对于一些天天早出晚归工作的人来说，有专门的时间来运动实属不易。那就再介绍一个益肾大法，就是按摩腰部。

这个按摩随时随地，坐车时、上班累了放松时、看电视时，等等，只要你闲来无事就可以进行按摩。按摩之前将两手搓热，以两手的手掌面紧贴腰部脊柱两旁，直线往返摩擦腰部两侧，一上一下为一遍，持续做10遍，使腰部有热感。

看似轻松的按摩，在你将腰部搓热的时候，那股温暖渗透皮肤，直达内部，加速体内血液循环，也就起到了行气活血、温经散寒、壮腰益肾、养护子宫的作用。

另外，虽然现在互联网非常发达，但作为女人还是一定要记得常逛街。逛街的时候，一般都会左看看，右看看，觉得橱窗里的一切都那么吸引人，不知不觉间增加了运动量，锻炼了腰腿，还可以呼吸点户外的新鲜空气，岂不是一举两得的美事？

子宫的养护不仅需要身体内部的配合，外面的破坏更要敬而远之，鉴于此，就要节制性生活，避免人工流产。此外，健康的饮食也是很重要的，常吃一些蔬菜、水果类，以保证子宫所要汲取的营养均衡，忌食生冷的东西。

子宫，这座女人身体内部的宫殿，它可以豪华如皇家大院，也可以凋敝如茅屋草舍，关键在于你平时怎么对待它，想让它如宫殿般奢华就得付出更多的努力，每天坚持做运动，让子宫所依赖的肾强健，那么子宫就有了强健的后盾，受到最贴心的呵护，子宫自然就健康了。所以，腰部运动是子宫健康的保证。看到这儿，还在等什么呢，开始锻炼吧！

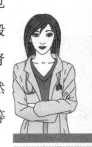

 简单瑜伽，护养子宫安康

一个女人一生最伟大的事业之一就是生儿育女，人们常说，不生孩子的女人是不完整的女人，所以说子宫是女人最重要的脏器，

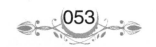

是女人之所以成为女人的至关重要的部位。

每个女人都同时拥有着两座花园，一座是前面的脸，而另一座就是她的子宫。可是由于脸在外面，能让别人清晰地看见它美丽与否，所以女人投注了更多的关注在脸上，而子宫却经常被忽略。

如果告诉你脸部和子宫这两座花园是同呼吸共命运的，前院着火必会祸及后庭，而后庭的一丝丝变动也是跟前院密切相关的，你会怎么做？还会"偏心"吗？这话并不是耸人听闻。

我们都知道冲脉上至于头，下至于足，贯穿全身，为总领诸经气血的要冲。而任脉，起于中极穴的下面，向上经过阴毛处，沿着腹壁深处再上行经过关元穴，到达咽喉部。冲任两脉同起于胞中，能汇聚十二经气血以营养胞宫，它们是直接向女子胞宫供给、输送气血和肾精的两条经脉，也是与全身脏腑、气血、经脉沟通的主要途径。

女子以血为本，如果这两经气虚血少，女子胞宫的气血、精气必然虚衰，因而就会引起胞宫功能异常。不仅如此，就连脸部也会受到牵连，气血不足，面部肌肤受不到滋养就会面无血色，出现痘痘、长斑等一系列问题。就好像大地需要雨水的滋养，如果长期不下雨，河道干涸，大地就会干裂，地上的庄稼、花草树木都将会无精打采，甚至枯败，凋零。所以当你发现你的脸部皮肤越来越糟糕的时候，你的子宫也就处于一个危险的环境中。

由于月经、生育等特殊的生理现象，血亏成为女性共同的生理弱点，再加上现代女性的一些不良的生活、饮食习惯，以及担负着上班、照顾家庭的重担，身心疲劳，身体亏虚的现象就更加普遍。气血亏虚，子宫的功能减弱，女人更容易衰老。

曾接触过一个三十多岁的女士，为了保持身材每天吃得很少，

子宫好、乳房好、气血好——三好女人一生安康

一天当中很少进主食，只是喝些牛奶，吃点水果、蔬菜，苗条的身型是保住了，但是从面色看就能看出她身体虚弱。事实也是如此，据她自己说她已闭经半年多了。

曾经吃过药来调理，但是收效甚微，闭经就意味着可能提前进入更年期。生成月经并排出月经是子宫的一项重大任务，也是保持子宫生命的鲜活的重要途径，闭经是子宫衰老的象征。

既然如此，那保养好子宫相当于永葆青春的秘密武器。保养子宫除了要在一些个人习惯上加以注意外，日常生活中可以通过一些行为来做进一步的保健，比如瑜伽就是最好的保健方式之一。

瑜伽运动能平衡子宫的代谢，促进子宫的血液循环，提高子宫的功能，保护卵巢，能有效地预防子宫疾病所引起的不孕。同时，练瑜伽还可以促进雌激素的分泌，让女人延缓衰老，留住青春。

很多人都认为练瑜伽是为了打造苗条身材，其实不光是塑造身型，瑜伽的一招一式都能让身体的脏腑得到锻炼，让脏腑处于一种有活力的状态，那么想年轻又有何难？

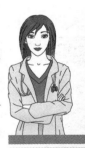

这里介绍一个虎式瑜伽来帮助大家锻炼。铺一张垫子在地上或直接在床上进行，开始时跪下，臀部坐落在两脚上，脊柱要伸直，然后两手向前支撑在床上，抬高臀部，做出爬行的姿势，两眼向前直视，吸气，把右腿尽量向后伸直、抬高，身体重心上提，两眼向上凝视，保持这个姿势几秒钟，再呼气，弯曲右膝，让膝部指向头部，尽量贴近鼻尖，再保持一会儿，自然呼吸。然后恢复原位换另一条腿。根据自己的体力反复练习几次。

在这个虎式瑜伽中，通过腿部动作活动骨盆区域，促进骨盆和子宫内血液循环，保证子宫有充足的气血濡养，从而平衡子宫代谢，

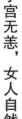

提高子宫活力，坚持正确的练习姿势，并配合以协调的呼吸，还能活化脊椎，滋养生殖器官，防止子宫下垂和子宫移位。

经期不要做这种瑜伽锻炼，因为这种压迫腹腔的运动会对子宫造成压力，容易引起月经过多或崩漏现象，那段时间里可以散散步。

另外，再介绍一种蹲式瑜伽，也可以起到同样的作用。站直，双脚展开一肩半宽，脚尖自然向外。双手十指相扣垂在体前，屈膝约30°，双膝向体侧打开，不要超过脚趾间，臀肌微收紧，身体重心垂直下降，稍作保持，双膝慢慢恢复伸展。屈膝约60°，稍作保持，双膝慢慢恢复伸展。屈膝，将大腿与地面平行，双膝与小腿胫骨垂直，身体重心垂直下，臀肌微收紧，稍作保持，再次恢复站立。然后再重复整个动作10次。

瑜伽简单，难的是有一颗持之以恒的心，每天坚持练习。练习过程中保持双肩的放松，不要耸肩，不要向外翻转髋部，保持髋部与地面平行，这样才能取得良好的练习效果。值得提醒的是，颈部受过伤的人在练习的时候要注意颈部后仰的幅度，以免再次受伤。

跟武术一样，与敌人对抗并不只是那死板的一招才能战胜对方，另外一招站立开启式也能起到跟虎式同样的效果。

既然是站立式就是站着完成这一动作，双腿伸直并拢站立，双臂自然下垂于身体两侧，然后吸气，弯曲右膝，右腿抬起来，双手十指交叉，环抱右小腿部位，接着右腿继续往上抬，直至大腿紧贴胸腹部，保持数秒，呼气还原，换另一条腿，两腿交替做。做此动作时，可以将抬起的大腿反复甚至弯曲，以充分按摩腹部器官及子宫区域。

只有子宫健康，女人才能拥有更长久的美丽。"纸上得来终觉浅，绝知此事要躬行"，意思是只是在书上看看并不能获得想要的健康美丽，实践才是硬道理。要想健康靓丽，瑜伽的锻炼势不可当。

 情绪管得好，子宫养得好

人们常说，女人是感性动物，男人是理性动物。作为女人，更容易受到自然、家庭、社会等各种因素的困扰，内心情感也更容易动荡不安。

情绪与女人的身心健康有着极为密切的关系，女人的任何情绪活动都会伴随着生理的变化。相关研究表明，经常抑郁的女人容易患子宫肌瘤，而常常情绪紧张的女人，会让子宫内膜增厚，引起子宫出血，甚至，情绪问题与宫颈癌的发病率也有一定的关系。

中医里有个特定的病名，叫"嫉妒不孕症"。这个"嫉妒"，和我们现在所说的嫉妒的意义不同，它泛指一系列负面、不好的情绪，比如忧郁、愤怒、悲伤等。古人三妻四妾习以为常，若再加上女子家中无地位，心中多生闷气，所以多情郁结，古人称之为"嫉妒不孕"，其实是指情绪压力引起的不孕症。

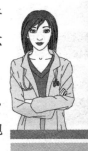

现在的职业女性压力也不小，可以说较之古人有过之而无不及，家庭事业两头顾，身心备受煎熬，若再加上夫妻关系不和，长辈抱孙心切等各种压力，也往往会造成难以怀孕。

35 岁的方女士，虽然是"女流之辈"，但是她当仁不让，凡是公司的大事小事都要经她的手。在家里也是"一把手"，家务事她样样能干，丈夫的生活起居也全权由她料理。

方女士 2001 年结婚，婚后夫妻关系和睦、恩爱。但是结婚 3 年后，夫妇俩忽然发现即使不避孕，他们也怀不上孩子。为此，两人瞒着父母"悄悄"到医院检查。检查结果显示，夫妇俩男方精子活力不足，女方内分泌失调，都需要进行调理。

自这次检查后不久，夫妻俩的感情出现了一些问题。丈夫认为怀不上孩子主要是方女士的责任，不断给她施加压力，甚至威胁如果再怀不上就要离婚。这时，抱孙心切的家婆也开始抱怨方女士那不争气的肚子。丈夫的指责、家婆的抱怨、邻居的嘀嘀咕咕，令方女士心力交瘁，甚至于与丈夫同房也像是例行公事一般，生活毫无乐趣。

为了转移注意力，她将所有精力都用在工作上，每天除了睡觉，其他时间都在工作，被同事称为"工作狂"。这样的情况持续了一年，她身上的压力越来越大，婚姻也岌岌可危。但越是如此，越是怀不上孩子。

后来，方女士去看中医，医生认为肝气郁结是影响方女士怀孕的主因，便用中药给她进行调理，同时予以心理疏导。经过一段时间的治疗后，方女士怀孕成功。

从中医的角度来说，如果一个女人的肝胆之气比较旺盛，她们大多能干，有成就一番事业的潜质，这是很多女强人所拥有的特质。但也恰恰就是这类女性，很容易操劳过度，家里、单位都得靠她来操劳，渐渐地，从起初的激情洋溢变成了抑郁体征。有一激即怒的狂躁表现，也有郁闷不得宣发的表现。很多这样的女人，收获了事业和财富，却丢失了自己的健康。

《傅青主女科》卷上说："妇人有怀抱素恶不能生子者，人以为天心厌之也，谁知是肝气郁结乎！"意思就是说，一个长期心里装着各种负面情绪的女人，长年怀不上孩子，根本原因就在于肝气郁结了。

用现代医学的话来说就是当一个人总是处于怒、愁、忧、虑的状态下时，会对身体产生刺激作用，让雌激素升高，从而导致内分泌失调，患各种妇科疾病。所以说，管好情绪对女人的身心健康影响很大。

有些女人的城府颇深，喜怒哀乐都能够不形于色，但如果她们无法消化内在心理的冲突，那么也会导致身体生病。

尤其是结了婚的女人，结婚以后，和做女孩时候的生活就不再一样了，她需要处理婆家、娘家和自家几方面事时，容易纠结，东想想，西想想，不觉就想多了，肝主谋虑，又管情绪，很内耗的。

所以，要想做一个健康美丽的女人，学会管理自己的情绪很重要，情绪好了，肝气才能通达，肝气通达了，疾病自然不来找你了。

首先，在想不通时，不妨换一种思维方式。女人必须要认识到生活中不是所有的事情都是非常重要的，都是必须得认真对待的。其实很多事情，并没有自己想象的那么重要和紧迫。如果事事认真，势必长期有重压而导致身心疲惫，甚至脏腑功能紊乱，终致患上疾病。

其次，千万别做无谓的联想。无谓的联想通常是最不合理，却又最常见、最有害健康的联想。这种联想往往会让人忧心忡忡，甚至一蹶不振。聪明的女人应该学会从容应对，不妄加揣测，这样才能够柳暗花明又一村，船到桥头自然直。

最后，越是忙碌，事务越多，心越要静。心静，从容，气血和顺，思考、干活就会顺心，越干越开心，越有成就感，同时，身体

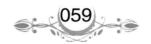

也越健康。我们看那些心胸开阔的人，不仅身康体健人，而且都很长寿。

如果上面所说的实在做不到的话，就要去寻求情感支持，这是女人们一个很有效的缓解压力的方式，但这个效果取决于女人与这些人的关系的亲疏程度。很多人因为这样或那样的原因，没有精力与时间去维持、发展与其他人的友好关系。所以当她们在自己遇到压力或困难时会感到孤立无援。反之，如果这个女人能够长期与家人和亲朋好友维持着良好的关系，遇到问题时有亲密的朋友可以交谈，可以寻求意见，并取得交流和共鸣，这样一来，就会少了很多困扰。

女人一生这一路是漫长的，也是短暂的，喜怒哀乐，冥冥之中都似被一条无形的线牵引着，律动着女人生理和心理的周期变化。每一个女人都要经历经带胎产，血常不足，气常有余，因此也要学会打开自己的心胸，让身心愉快地工作，女人只有身心和谐了，才能保证子宫和谐，不受任何疾病的困扰。

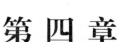

第 四 章
用一辈子的时间爱护子宫

子宫是伴随女性一生的器官，体现了女性的独特美，在不同的时期，女性散发着不一样的美。青春靓丽的少女，水灵灵的皮肤，晶莹剔透，荡漾着蓬勃的活力；婀娜多姿的熟女，别有风情，一笑一颦都显露着成熟的美；慈爱稳重的妇女，千帆过尽，铅华洗尽，无不散发着动人的风韵与丰姿；甚至到了满脸沧桑，一头白发，依旧能绘出一幅美丽的迟暮美人图画。女人若能在各个时期都给予子宫足够的关爱，这一辈子才活得从容美丽，只有子宫好了，女人才能真的好。

 青春期，别让好奇心伤了子宫

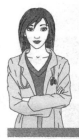

美国女星凯蒂·佩里在接受采访时，大方揭露自己的"第一次"，坦承自己初次"贞操失守"是在 16 岁。如今生活在这个性开放的年代，不得不说，我们都受到了前所未有的冲击，由于惊讶心、新奇感，追求刺激、快感，从而使一部分青少年禁不住诱惑，过早地跨足到性生活的行列中，早早地摘下了那颗青涩的果实。这对于尚未成熟的女性来说，身体的损害是极其深远的。

对于女人来说，保护子宫有一点是非常重要的，就是不能破阴太早。很多女人倾其一生都在想着怎样来补血，让自己保持年轻，

上篇 子宫无恙，女人自然光鲜靓丽

但却没有人想该如何避免阴血的损耗。《三元延寿参赞书》说"女子破阴太早，则伤其血脉"，青春期的女孩一定要避免性生活，因为此时血气未定，如果性生活开始得太早，就等于是把后几年的血气先用光了，这对子宫乃至整个身体的伤害都是不言而喻的。

女人常被说为弱者，从生理的角度来看这句话不无道理，因为女人一生从月经到怀孕养胎，生子哺乳等，无一不是损耗气血的大工程，很容易造成血虚。既然弱，那就要学会攒着用，如果耗费无度，最终伤的是自己，疾病也会找上门来。

青少年青春期的性行为往往是在男性的兴奋中和女性的羞涩中进行的，这时候的他们缺乏卫生常识，也谈不上什么性生活的和谐，很可能导致女方阴道损伤和泌尿系感染等疾病。在染上病以后得不到及时治疗或治疗不彻底，变成慢性感染或留下后遗症，也会影响以后的性功能和生育能力。

过早的性行为，如果造成了女方怀孕，那便一发不可收拾，在这种情况下，很多年轻的女性会选择偷偷流产。人工流产，分为手术流产和药物流产两种。但是，不管采用哪种方式，都会伤害子宫。

人流手术，由于反复钳刮子宫内膜，使子宫壁变得越来越薄，内膜越来越少，这样不但会引起子宫出血、粘连、生殖道及宫腔感染、子宫穿孔、月经紊乱、闭经、腹痛等十几种并发症，还会导致盆腔炎、子宫内膜异位，甚至不孕。人流的次数越多，子宫的伤害就越大。如果是未成年少女，则更容易导致后遗症。

一般而言，药物流产只适用于停经 49 天内的女性使用。但药物流产的不良反应也不少，恶心、呕吐、头晕、乏力等类似早孕的现象，下腹疼痛也明显会增高。药物流产后出血的时间还比较长，一

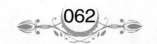

般为半个月左右，有的则长达 1～2 个月，并有潜在大出血的危险。在进行药物流产的过程中，临床难以确诊是宫外孕还是宫内妊娠，有时也会出现因误诊而使用药物流产，导致内出血休克，需要抢救。

人工流产就好比在青藤蔓上摘下生果子，生扭属于摧残，伤枝蔓，损根部，人的身体就会气血俱损，元气大伤，这会严重影响身体健康。

还有一些意外受孕的女孩，害怕被人知道，到一些不正规的诊所堕胎，术后出现感染等并发症，也会导致日后不孕症的发生。

有的女孩学着电视、电影上的人随便吃点紧急避孕药，下次月经一般就会往后推几天，这样看着没什么大碍，实际上已经打乱了体内气血的平衡。况且避孕药也有毒副作用，尤其是紧急避孕药，会出现恶心、呕吐和月经紊乱等现象，如果长期盲目、大量服用，还可能造成更严重的后果，诱发子宫肌瘤。

如果避孕药抑制卵子的作用失败，又改变了输卵管的活动方式，就有可能使受精卵在子宫之外的地方停留下来，发生宫外孕，而宫外孕就很危险了。

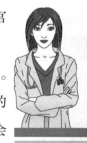

过早性行为，除了身体上的伤害，还可能带来心理上的伤害。对一些女孩而言，性是她们为了别人的快乐而忍受的身体上痛苦的过程。在过程中，她们并不能享受性，之后，她们的道德良知还会隐隐作痛，她们的自我形象变糟，只有通过另一个人的赞许来提高，如此等等。虽然并不是所有人都如此，但它发生的频率很高，让青少年感到被遗弃，痛苦超越了所获得的一切。

张仲景曾说"曾也有未实之粒可为种不？未足之蚕可为茧不？"他认为青春年少的男女生发之气尚未舒展，还只是花苞、花蕾，不能将之摧残。明确告诫人们不能破阴太早，否则自身精血就会受损。

往往在遭受到身体的痛苦之后，我们会痛彻心扉，总希望如果时间倒流如何如何，但是时间是回不去了，日子还得过，对于受损的气血，我们该怎么加以弥补？

花生衣大枣饮就是个不错的选择。做这道饮品，需要花生米 100 克，干大枣 50 克，做的时候先将花生米温水泡半小时，取皮。干大枣洗净后温水泡发，与花生衣同放铝锅内，倒入泡花生米水，酌加清水，小火煎半小时，捞出花生衣，加适量红糖即成。每日 3 次，饮汁并吃枣。

花生作为老百姓喜爱的传统食品之一，自古以来就有"长生果"的美誉。花生衣味甘性平，中医认为花生的功效是调和脾胃，补益气血。在这里告诉大家，花生之所以能"补益气血"，最主要还是因为花生外的那层红衣。对于气血不足的女性，花生红衣对于她们养血、补血是很有好处的。大枣的补血功效路人皆知，女人补益气血少不了它的帮忙。坚持服用，养血补血的功效极为显著。

"禁果"看起来总是那么诱人，那么神秘莫测，但是作为青春期的女孩一定要珍惜自己的青春与身体，洁身自好，把注意力和兴趣投入到学习中去，这对于自身的健康成长、学业成就、生活幸福都有重要意义，千万不要因一时新奇而迷失自我。

生育期该生不生，无痛人流让子宫很痛

许多的新婚夫妇认为还没有做好当父母的准备，或者认为还年轻，不想过早地要小宝宝，但是由于缺乏避孕知识，结果意外怀孕

了。这个时候，多数女性都会在保胎和流产之间徘徊不定，犹疑不决。生是天命，是母性，不生是因现实种种，无法迎接新生命的到来，最终只能选择后者，在这些时候，堕胎是保全孕妇身体或社会生活而不得不做出的选择。但可以肯定地说，人流没有不伤害子宫的。

现在，流产变得很普遍，无论是在电视上，还是街上的广告中，可以看到妇科医院的无痛人流广告。全社会都觉得流产不是什么大事，全部的担心都放在疼痛上，只要不痛，流产就跟吃饭睡觉一样正常。很多人在医院查出怀孕了，就被告知处理掉，随便处理一条正在孕育的生命，且不做道德层面的讨论，单就对这位母亲有多大的危害人们都不去管，也不知道。

怀孕早期处理小孩的危害是相当严重的。胎儿的形成需要消耗大量的营养和能量，无形之中就加大了母体的身体运作负荷。而当母体的准备工作就绪以后，突然这胎儿又没了，结果可想而知，前期的机体准备工作又要做出调整，很明显，这就出现了机体的系统紊乱。另外，女人的子宫不光是一个生殖器官，还是新生命的土地，不恰当、不节制的流产，会破坏子宫的土壤，一切妇科病都有可能发生。所以人流之后很多女人会出现月经不调，妇科疾病，严重的还会影响以后的再孕、生育。

有一位吕姓女士，与丈夫结婚两年，婚后因为避孕不当，人流了2次，夫妻二人均处于事业上升期，不想这么早要小孩子，所以两次都采取了药流，气血消耗相当大，而她的工作又需要整天坐在办公桌前，所以流产以后也没能好好休养，导致经脉失养，关节酸楚冷痛，每次来月经时小腹坠胀，疼痛难忍，月经量变大，月经时

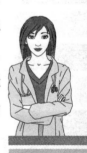

上篇 子宫无恙，女人自然光鲜靓丽

间也不规律，总是提前，并且伴有血块。

其实这就是因为人流，导致肝肾亏虚、经脉失养的缘故，肾者主蛰，封藏之本，这位吕女士本身体质就虚弱，肾本就不足，经历小产后，血室正开，秽浊乘虚内侵，湿热滞留在胞宫之中久久不散，阻碍任冲二脉的正常运作，气滞血瘀就会小腹坠胀。胞宫之热迫使经血大行，所以月经量变大，并且总是提前来，这样长时间不治疗，血瘀时间过长，瘀久化热以后，就会出现经量更多还夹有血块的症状。

这些并发症及时就医大多是可以治愈的，相比较而言，中医里有一道食疗补方叫作鲤鱼阿胶粥，对于治愈人流后的并发症效果相当明显，尤其是人流术后的月经量大，出血不止效果更佳，这道粥最早出现在《太平圣惠方》里。

原料有清洗干净的鲤鱼500克，炒制的阿胶30克，糯米50克，葱、姜、橘皮、盐各少许。

先把新鲜鲤鱼宰杀后刮净鳞片，然后取出肠杂碎，做粥的鲤鱼要新鲜的，最好现做现杀。把干净的鲤鱼切成两段，放入汤锅内，加入适量清水，煮到鱼肉烂熟，然后把鱼骨剔除掉，再把淘洗干净的粳米下锅，和烂熟的鱼肉一起煮成粥。

等到粥煮好时，放入葱、姜、橘皮、盐等，再开小火煮沸，大约15分钟后，倒入阿胶，等到阿胶充分溶化后，再用汤勺搅拌均匀即可，根据自己的饮食习惯加入少量佐料调味就可以食用了。

每天都要趁热吃粥，可以当成主食，也可以做配餐食用，每天一顿就行，连续吃5~7天就可以看见疗效了。这道药粥对治疗人流术后出血不止和月经过多的疗效非常显著。

25 岁的小文因为工作的关系，婚后一直没想要孩子，所以，避孕对她来讲是头等大事。因为害怕服用避孕药对身体造成影响，于是一直是使用避孕套，但是不久就发生了意外——避孕套脱落在阴道内。由于当时是生理安全期，所以两人对于避孕也没有太在意，可是就因为这一次疏忽，小文怀孕了。孩子来得不是时候，只能流掉。

经历过人流手术后的小文身体变得很虚弱，月经也变得不规律，量忽大忽小。丈夫天天给小文做好吃的大补，小文胖倒是胖了不少，就是人流后的症状不见好，后来服食鲤鱼阿胶粥，症状便逐渐缓解，现在身体恢复得非常好。

像小文的这种尴尬情况相信很多人都遭遇过，小文不停进行食补，但是始终没有补对方向，而人流后的发胖也不一定是因为吃得好，很可能是内分泌出现问题而产生的水肿现象，而鲤鱼阿胶粥才能够补对根本。

为什么这么说呢？这里起关键作用的是鲤鱼和阿胶。鲤鱼属于阴中之阳，鲤鱼生活在水里，水属于寒凉之物，但是鱼在水中搅动，便使鱼体形成热性，因为如果不够热，它们在寒凉的海水里是游动不起来的，这就是为什么说鲤鱼属于阴中之阳。中医认为，鲤鱼可以温阳化水，滋补肾脏，利尿消肿。而阿胶性味甘平，是滋阴补血的佳品，归肾经，止血作用良好，对于治疗人流后的阴虚血虚、月经不调很有疗效。这点在《神农本草经》里早有论断。

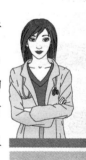

鲤鱼阿胶粥作为食疗方子，确实对人流后的并发症有很好的疗效，如果不用阿胶和糯米配合做粥，还可使用枸杞和杜仲来代替做汤，就是鲤鱼补肾汤。

新鲜鲤鱼500克，杜仲、枸杞子各30克，干姜10克，精盐、味精适量。鲤鱼洗净去鳞去内脏，把杜仲、枸杞子、干姜洗净装入纱布袋内作为药包和鲤鱼一起入锅，加清水煮1个小时，取出药包，适当调味就可以吃鱼肉喝汤了。

分两次在饭前空腹吃鱼喝汤，每天或者隔天换一包药包，连续使用5~7包可算作是一个疗程。这道汤特别适合人流后的肾虚水肿，杜仲与枸杞子均有补肾功效。

人流是避孕失败后的补救措施，通常一周后即可工作，但是因为妇女术后容易有术后病，所以，出现这些术后病的时候，用中医膳食治疗收效甚快，当然了，最好还是尽量做好避孕措施，不是情非得已，还是应该跟家人沟通，毕竟迎接一个小生命的诞生也是人生一大欢快的事。

十月怀胎，小心异常出血

前阵子有一位薛女士，结婚三年了，今年终于如愿怀上了。刚好五个月，眼看十月怀胎这一艰辛的路程已经走完一半了，不料洗澡时，她不经意发现自己的白带里混有一丝血丝。因为没有感觉到其他的不适，所以也就没在意。

可是到了第二天，出血竟然渐渐多了起来，并且颜色鲜红，薛女士这回可吓坏了，心里一颤，心想，这下坏了，以前听别人说怀孕后出了血胎儿就难保，是流产的前兆了。想到这些，薛女士已经急得说不出话了，等到丈夫知道了来龙去脉，心急如焚地陪着她赶往医院。

医生听了他们的叙述，又做了详细的检查，告知胎儿一切发育正常，薛女士本身也没有任何不妥，腹部摸着没有宫缩的症状。医生后来给她做了阴道窥诊，却发现一个红红的、质软、舌状、大概有小指头大小的息肉从宫颈口突出来，细细的蒂部在宫颈管内消失，而明显能看出息肉的表面有一定的糜烂，而且还有渗血症状，终于找到薛女士阴道出血的真正原因了。

后来进行的息肉摘除术一切顺利，只卧床休息了一天就能下地行走了。

大家一开始是不是也为薛女士捏了一把汗，看到后来才知道是虚惊一场，但是要知道孕妇阴道流血确实是件很危险的事情，十月怀胎，任何一个细微的问题都不能忽视。像薛女士长了块息肉疑似阴道出血，那么真正阴道出血会怎样呢？其实还真不能忽略这个问题，有好多孕产妇都是因为阴道流血而发生流产的。当诊断为真正的阴道流血，而不是长息肉的时候，就要充分重视这个问题。

一般在女性进入妊娠期时，月经就会自动停止，所以，怀孕以后就不该再出现阴道流血的症状了。如果妊娠前三个月出现阴道流血，并且伴有小腹坠痛或者腰痛，就要及时就医，因为很可能是流产前兆。

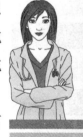

在胎盘完全形成之前，胚胎着床并不稳定，因此很多因素都可造成流产。当流产发生时，胚胎与子宫壁会发生不同程度的分离，分离面的血管一旦破裂，就会造成阴道出血症状。

而妊娠后期出现阴道流血，就应该想到是不是前置胎盘或者是胎盘早期剥离。正常怀孕时，胎盘是附着在子宫壁的前壁、后壁或顶部，如果胎盘附着于子宫的部位过低，遮住了子宫颈内口，阻塞了胎儿先露部，即称为前置胎盘。初次流血量通常不多，剥离处的血液凝固后，出血可暂时停止，随着子宫下段不断伸展，出血往往会反复发生，并且量越来越多。孕妇可出现贫血，出血严重者可发生休克，还能导致胎儿缺氧、窘迫，甚至死亡。

正常情况下，胎盘在胎儿产出后才剥离；胎儿娩出前，胎盘部分或完全地与子宫壁分离，则称为胎盘早期剥离。胎盘早期剥离是妊娠晚期的一种严重并发症，进展相当快，如果处理不及时，可能危及母亲和胎儿的生命。

像这两种情况一定不要拖延，应该紧急进行处理。

有时宫外孕、葡萄胎、宫颈炎症等都可能是阴道流血的元凶，所以说引起阴道流血的原因很多，有的时候不能盲目保胎，确定了到底属于哪一种情况再对症下药。

有一位 27 岁的孕妇，情况颇为特殊，当被确诊为怀孕时，心中十分高兴，但是又有些担心。她说她母亲是怀着她的弟弟的时候死去的，所以她一直对怀孕很恐惧。可能因为她精神太紧张了，又怕小宝宝营养跟不上，于是不停地吃各种补品，体重增长过快，一周就长了四斤，结果腹部增大迅速，与妊娠月份不相符，并且出现阴道流血。

后来听了中医的话，正常饮食，舒缓情绪，并配合食用中医推荐的药膳海蛎芡实粥治疗阴道流血，不到三天，阴道流血就止住了，避免了流产。好在她的情况不严重，而那道食疗补方也起了关键性的作用。

海蛎芡实粥做法简单易学，材料只有两种，海蛎和芡实。筛选出海蛎 250 克，芡实 100 克，然后把海蛎去壳冲洗干净，和芡实一起煮熟，等到煮成稀粥时就可以食用了。做一次可以分成两次来吃。

海蛎肉嫩鲜美，素有"海中牛奶"的美称，中医常选用海蛎作为食疗的材料。《本草拾遗》中说，"主食主虚损，妇人血气，调中。"说的就是海蛎可以调养妇人的血气亏损等问题。芡实味甘涩性平，可以补中益气，健脾固肾，收敛固涩，和莲子有些相似，但是芡实的收敛固精的作用比莲子强。两者放在一起煮粥相得益彰，对于妇人的阴道流血、腰肌酸软等很有疗效。

海蛎最好选用新鲜的，而个头大小就要看个人的喜好了。喜欢吃肉多的，就选大的，但是大的海蛎比较膩，味道没有小个头的鲜美，因为大的海蛎体内的藻类和浮游生物比较多，小的会少很多。

海蛎的挑选很重要，一定要买现开的那种，把海蛎开好后放在碗里，看看那碗水是不是很清澈，如果碗里的水清澈，那么就可以掏钱买了。当然了如果买不着鲜海蛎，海蛎干也是可以的。

阴道流血比较严重的话，会造成孕妇的气血消耗，对自身及胎儿都会形成不良影响。所以，止血之后，还要尽快补气养血，调理一下。

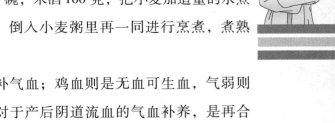

这里再给大家介绍一道小麦鸡血粥，可以很好地解决这个问题。先取来小麦150克，鲜鸡血1碗，米酒100克，把小麦加适量的水煮成粥，鸡血用米酒搅拌均匀，倒入小麦粥里再一同进行烹煮，煮熟之后分顿食用就可以了。

小麦性味甘凉，可以滋补气血；鸡血则是无血可生血，气弱则可补气。由此可见，这道粥对于产后阴道流血的气血补养，是再合适不过的了。

中国有句谚语："男怕车前马后，女怕产前产后"，所以如果女性在产前阴道流血，那就是很危险的信号，有时少量的阴道流血也可能酿成早产、死产，甚至危及孕妇的生命，由此可见，阴道流血是不容忽视的。

非万不得已，不要进行剖宫产

前些日子，一位很熟悉的朋友大半夜给我打来电话，让我尽快过去出诊，需要诊治的是朋友的妻子小吴。

不得不说的是，这次的出诊确实让我格外慎重，为什么？因为小吴是一名孕妇，作为医者，不仅要对患者本身负责，对于肚子里有小宝宝的患者，更是要谨慎诊治。小吴的孕期状况一直很好，妇产科也定期去做检查，没有任何异样，这是怎么回事？

听小吴的声音很焦灼，但又竭力让语气保持镇定，状况应该不是太糟糕。我先在电话中问了下大致情况，就是小吴最近腹部胀痛难受，消化不良，并且出现水肿迹象。

事不宜迟，我马上出门了，到了以后经过诊治才发现，是羊水过多导致胎位不正。如果这样下去，有可能不能顺产，而剖宫也不一定能保证胎儿的安全。

朋友说，开始以为是吃多了不消化，就调整了饮食，可是状况不但不见好，反而加重，出现呼吸急促、心悸，到现在为止竟然不能平卧了，于是他们立刻想到我，让我给看看。

好在发现得及时，我立刻给她开了一道食疗方子叫作"赤豆苡仁粥"，让朋友给妻子吃吃，第二天症状果然减轻，三天后，小吴妻子说感觉到完全好了，当时真是给吓坏了。

孕产妇在怀孕的时候，胞宫内的羊水可以保护胎儿，起到缓冲、减震的作用，同时使胞宫中的温度适宜，并且还能让胎儿有自由活动的余地。但是如果羊水超过一定量，那就是羊水过多症，容易使胎位不正，影响自然分娩，它通常分慢性和急性两种。

大多数孕妇羊水量增多的过程比较慢，是在较长时期内形成的，那就是慢性羊水过多。反之，在数小时内羊水急剧增加，那就是急性羊水过多。在这个过程中，羊水的外观、形状并没有什么不对劲，但是，对孕体和胎儿的影响却很大。

最常见就是导致胎位不正，需要剖宫手术。但是剖宫产会让子宫的伤口结疤，弹性减低，还可能有子宫破裂的危险，所以一般医生都是劝产妇剖宫产不可超过 3 次，能顺产尽量还是要顺产。

中医认为，羊水过多大多是因为脾虚不能制水，水气不化，留在胞宫之中；或者是肾阳虚，不能温脾，使膀胱气化不利，水道不通，水湿停聚，羊水便增多了，所以也把羊水过多又叫"胎水肿满"。那么要想治疗本病，关键就是健脾助运、利湿消肿。

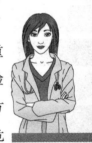

羊水过多，发现较早程度较轻的话，一般就是保守治疗，严重的患者多采用放水治疗，或者条件成熟就进行剖宫手术，但是危险性往往较高，通常孕妇和胎儿都会容易发生危险。而中医的治疗方法则是对症治疗，采用食疗等方法，例如"赤豆苡仁粥"，效果好危险性小，对孕妇和胎儿都不会造成器质性损伤。

这款赤豆苡仁粥的配方是赤豆 50 克，薏苡仁 30 克，粳米 100克，加入适量清水，煮成软一点的稀粥，每日服食一次，等到妊娠足月的时候，就可以采取自然分娩的方式了。

这里的赤小豆和薏苡仁起到关键性作用，赤豆就是我们平常所

上篇　子宫无恙，女人自然光鲜靓丽

说的赤小豆、小豆，中医认为，赤小豆性平味甘酸，入肾经和膀胱经，有健脾利水的功效。赤豆的挑选，通常挑选颗粒紧实饱满、颜色紫红的上品，中药中另外还有一种红黑豆，是广东产的叫相思子，半红半黑，和赤小豆很相像，购买时需要注意鉴别。

薏苡仁味甘淡、性凉，入脾经，具有健脾渗湿，除痹利水的功能，《本草新编》中就说，薏苡仁最善利水，不至损耗真阴之气。在煮粥的过程中，注意薏苡仁不容易煮烂，可以先把它打碎再煮，或者是煮的时间长点，毕竟给孕妇食用，还是煮软烂好消化些。

朱女士是一位 32 岁的待产妈妈，也是因为羊水过多导致胎儿胎位不正，当时医院的建议是剖宫手术，但是朱女士的家人极力反对，后来服用赤豆苡仁粥治疗后，成功治愈，并且顺产生下一对双胞胎男婴，可见，赤豆苡仁粥针对羊水过多并且多胎的状况也是相当有效的。

不过，这个粥多是针对慢性羊水过多的状况，相对于急性羊水过多以及其他严重情况，还需要根据具体情况来医治。

有些准妈妈是因为羊水过多导致胎位不正，而不得不剖宫产，但现在也有很多的女性为了避免分娩的疼痛，或者担心产后会造成阴道松弛影响夫妻关系而选择剖宫产。

剖宫产虽然可以解决这两个问题，但是它留下的隐患会更多。

对于胎儿来说，因为它比产道出生的孩子来得快，没有经历过正常的产道的挤压，肺部就无法扩张，很可能因此产生呼吸道障碍，往往就要在出生后立刻给予口鼻呼吸，婴儿以后的免疫力也会相应减弱。

对于女性本人来说，剖宫产还会伤害到她身体正前方的那条任脉，"任主胞胎"，选择剖宫产的女性可能会出现乳汁分泌不足的症状。剖宫产的女性，乳汁分泌少的人能占到50%，就是因为气不足了，没有办法让乳房饱满，不饱满就没奶、少奶。所以说，剖宫产给产妇下奶造成了困难，上下分离，乳汁生化无源。孩子奶不够吃，就只能吃奶粉，但是吃奶粉的孩子的免疫功能跟吃母乳的孩子完全不一样。更何况，现在还有很多的问题奶粉，安全问题也让人很担忧。

另外，实行剖宫产的母亲有可能出现手术并发症，如手术中麻醉意外出血，膀胱、输尿管及肠管的损伤。手术后容易出现发热、腹胀、刀口出血、血肿、刀口感染、术后尿潴留、肠粘连等。剖宫产还会给产妇子宫留下永久性瘢痕，在两年内再妊娠很容易发生胎盘植入、胎盘粘连，分娩时易发生子宫破裂、胎盘剥离不全等。

所以说，孕产妈妈一定要谨慎选择生产的方式。自然分娩，既是对孩子生命的负责，也是对自己生命的负责。这个过程是生命过程中一个不可逾越的阶段，苦痛之后，将是母子获得新的成长的曙光。

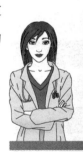

🌸 月子期的子宫保卫战

近来好多准妈妈都顺利诞下小宝宝，让人欣喜，但是同时却又伴随一些问题让新妈妈们忧虑不安。随着生产时胎儿和胎盘被不断的收缩挤出体外，子宫内还有恶露需要通过持续的收缩慢慢排空，恶露的排空需要一定的时间，但有时候时间未免过长，也就是我们常说的产后恶露不绝，这是很让人头疼的一个问题。

我的一位患者朋友生了一个非常健康的大胖小子，他们全家都很高兴，但是大概一个月左右，这位患者由家属陪同来找我，看上去脸色蜡黄，很虚弱，有气无力。我记得她刚生完小宝宝时可不是这个样子，我还一个劲儿地夸赞她身体素质好，一个月前后变化这么大，这到底怎么回事？

当我说出自己的疑问时，对方叹了口气，说："唉，来找你就是为这事，不是睡不好，是恶露，这生完孩子都快一个月了，小孩马上都要摆满月酒了，可这身上的恶露还是不干净，开始没当回事，可这都多长时间了啊，绝对不能再拖下去了，得来看看，你看看能不能给个中药方子。"

我仔细地给她把了脉，脉象看起来比较缓弱，而从患者的描述中可知，产后恶露很多，没有血块，是很稀的淡红色。也难怪会有精神倦怠、经常气短乏力的感觉了，这种产后恶露不绝，是很折磨人的。

妊娠期，胎盘附着于子宫内壁上，胎儿出生后，胎盘也随之娩出，但胎盘从子宫剥离后造成的创面还要经过一段时间才能完全愈合。因此，在产褥期就会有一些血液从创面排出。除了血液外，其中还混有坏死脱落的蜕膜组织，妊娠期的子宫内膜、黏液和细菌等，这种阴道排出物就是恶露。正常的恶露有些血腥味，总量为 500～1000 毫升，但是不臭。恶露持续的时间因人而异，颜色渐渐会由红色变成白色，一般情况下，三周以内就能清除干净。如果超过三周仍然淋漓不绝，即为"恶露不尽"，就要考虑就医了。

导致恶露不绝的原因很多，有血瘀导致的，血热导致的，还有气虚导致的，像上面说的那位患者根据我的观察和脉象上的迹象来看属于气虚导致的恶露不绝。中医认为，恶露是血所化生的，产后气血两虚，再加上要哺育婴孩日夜操劳，所以劳倦伤脾，气虚下陷，不能摄血，恶露便日久不尽。

我给她开出乌骨鸡汤配合党参黄芪蛋进行治疗，过了一个星期，我接到这位患者家属送来的满月酒的请帖，说患者已经好了，恶露颜色转白，面色也红润了。

接下来就介绍一下乌骨鸡汤以及党参黄芪蛋的做法。

首先取来 10 克上好的吉林人参，之所以用吉林人参，是因为人参是百草之王，而人参又是"东北三宝"之一，东北吉林最适宜人参的生长，长出来的人参药用价值最高，选择吉林人参，有结合天时地利人和之意。

然后挑选一只乌骨鸡，把乌骨鸡的内脏清洗干净，然后把这 10 克人参放到乌骨鸡的腹内，包好放到砂锅里，放少许盐调味，不要放其他调料，隔水炖煮直到乌骨鸡烂熟，取出吃鸡肉，喝鸡汤，一天三次。

在炖食乌骨鸡的同时，选取党参 30 克，黄芪 60 克泡在水里，大概半个小时后取出，然后放到 1000 毫升的水中，用大火煮开，煮成药汁。之后，倒掉药渣药汁留用，取来土鸡蛋 12 个，洗干净壳，加 2 两红糖，一起放入过滤好的药汁里煎煮，等鸡蛋煮熟就可以吃了，一天吃两个，坚持一个星期即可。

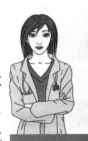

这属于一个双管齐下的方法，每一种食材对恶露不尽都有效用。

人参归脾经，有大补元气、复脉固脱、补脾的功效。乌鸡性甘味平，在唐朝，乌鸡被当作丹药的主要成分来治疗所有的妇科疾病，而《本草纲目》也说泰和乌鸡是妇科病的患者滋补及滋养品，认为它补虚劳羸弱、制消渴、益产妇、治疗妇人崩中带下及一些虚损等病。

党参和人参相似，同样具有补中益气、健脾益肺的功效，常被用于脾虚气短等症。但又不同于人参，《本草从新》里记载："中气微弱，用以调补，甚为平妥。"说的就是党参的妙用，比人参性质要更为平和稳妥。黄芪也是益气固表、补中益气的佳品，主要归脾经，治疗气虚乏力、血虚崩漏的效果显著。

如果治好了恶露不绝，那么就可以停止食用鸡蛋，乌骨鸡汤可以停，也可以适当作为汤品继续服用。

我们中国人对于坐月子非常重视，恶露不绝会直接影响到产妇的身体健康，平时的生活细节也应格外注意。

首先，就是产后要充分休息，避免情绪激动，保持心情舒畅，恶露减少，身体趋向恢复时，可适当起床活动，有助于气血运行和胞宫余浊的排出。

其次，要加强营养。饮食上宜清淡，忌生冷、辛辣、油腻、不易消化食物。为免温热食物助邪，可多吃新鲜蔬菜。若气虚者，可予鸡汤、桂圆汤等。若血热者可食梨、橘子、西瓜等水果，但宜温食。

有时也可以采取必要的药物预防，如服用少量益母膏。但是感冒药之类就应该尽量避免服用，因为有可能导致产妇大量出汗，身体更虚。

同时，产妇应保持外阴的清洁，有的医院分娩后的前几天，是护士帮助清洗、消毒外阴，几天后多数是自己清洁，家属可以辅助帮忙。选用柔软消毒的卫生纸，经常换月经垫和内裤，减少邪毒侵入的机会。

初为人母，肯定是倍感幸福的，可是除了身体的虚弱外，还要面对照顾新生儿的辛苦与操劳，这个时候，发现总是恶露不绝，会让人很抓狂，试问又哪有精力好好照顾小宝宝呢？所以如果产后恶露不绝就一定要重视起来，及早进行中医治疗才是良策。

绝经期呵护好子宫，不做"老妈子"

更年期是一个可怕的阶段，是女人最为忌讳的名词。从这个时候开始，女人的"老朋友"不再来，容颜不再，皱纹突起，皮肤松弛，女人味不复存在，变得极为烦躁和絮叨，常常成为一个令人讨厌的"老妈子"。可是不管你如何拒绝它都会来临。它的到来伴随着子宫功能下降而来。

鹰能驰骋蓝天千万里在于它矫健的翅膀，汽车能跑得够远在于它强有力的发动机。其实，女人也有美丽的"发动机"。在女性身体的内部隐藏着一个神秘的器官，这个器官可以左右女人的外在形象，包括皮肤是否光滑细腻，身材是否凹凸有致，还决定着女人是否可以孕育，它就是卵巢，是女人美丽的"发动机"。女人一生都与它相伴相生，但却未曾见过它的真正面目。它从我们一出生就在我们的体内，但是最初并未显现它的存在，随着年龄的增长，人在逐渐长大的过程中，卵巢也逐渐长大，在十三四岁的时候它才开始发挥其正常作用。保证女性的青春靓丽，是它伟大而又神圣的使命。一旦女性的面容出现异常，诸如长斑、长痘、头发像稻草一般干枯、面容枯槁或身材"走形"，如乳房小、乳房下垂等问题，就可能是卵巢功能异常引起的。它深藏体内，却影响肤表。卵巢功能的健全与否

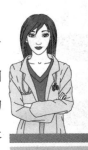

直接影响着女人的容颜，所以说从外表就可以判断出你的卵巢的健康状况。

《素问·上古天真论》指出："女子七岁肾气盛，齿更发长；二七而天癸至，任脉通，太冲脉盛，月事以时下，故有子……七七任脉虚，太冲脉衰少，天癸竭，地道不通，故形坏而无子也。"说明妇女的生长、发育、妊娠以及衰老，均与肾气、天癸有密切关系。而这里的"天癸"就是我们所说的卵巢分泌出的性激素，从胚胎期的先天已禀有的肾气，经过后天之培育，到七岁以后便开始逐渐旺盛，至十四岁左右则初步达到充实的水平，促使"天癸"这种物质的出现，从而导致冲脉盛满，任脉流通。月经因而来潮，并有受孕的可能。到四十九岁左右，性功能衰退，冲任二脉逐渐衰弱，天癸枯竭，月经断绝，生殖器官亦渐次萎缩，便没有了生育能力。这整个过程讲的就是卵巢由盛而衰。从中可以看出卵巢由盛至衰历经三十多年，然而，生活中很多女性朋友的卵巢并未能持续到那么长时间而提前"下岗"，那是因为肾气虚衰。

一般而言，女性卵巢功能的衰退是在 45～50 岁，伴随而来的是进入常说的更年期，这时候的女性不仅身体上常有阵热潮红、月经紊乱、腰酸背痛、失眠烦躁等不舒服的状况，在情绪上也会发生很大的变化。总爱把周围发生的一些不愉快的事情与自己联系上。听说同龄妇女日癌症死亡，就立马会联想到自己可能也会有同样的结果；在家里，家人下班晚一点回来，会联想起路上是否发生一些事情；有陌生女性往家里打电话或爱人回来比较晚，会联想是否有第三者。这些联想往往是属于黑色的，即不愉快不开心、杞人忧天的。

虽说卵巢衰退属于自然规律，但是通过自身的努力却可以推迟衰退时间，进而留住青春。而呵护卵巢，防治早衰，关键是补肝肾，益精血，壮元阳，使早衰的卵巢重振生机。因此，我们一定要及早知道卵巢的健康状况，及时找好应对方法。以下给大家推荐两种食疗处方，以助排忧解难。

首先要推荐的是桑葚膏。它是由500克桑葚子和200克冰糖熬制而成。先将选好的桑葚浸泡片刻，然后放入锅内，加水煮至极烂，另加冰糖200克，用小火收膏。每天早晚各服食一次，每次一汤匙，用开水冲服。要尽量选择那些颜色紫黑，颗粒饱满的桑葚子，可以是干品也可以是鲜桑葚，干品需500克，鲜桑葚则要1000克。

为什么要选用桑葚子呢？桑葚子是广为人知的桑树果实，它颜色紫红，熟透了则发黑，吃起来酸酸甜甜，是人们喜欢的食果。归入肝肾经，为滋补肝肾的良药，《本草经疏》中有云："桑葚，益血而除热，为补血益阴之药，而五脏皆属阴，益阴故利五脏。"此外，桑葚子对肠燥便秘也有很好的疗效。甘甜的冰糖也有养阴生津、润肺的作用，这也是许多人含化冰糖的原因，含在嘴里可以缓解口干舌燥。但是由于桑葚子性寒，脾胃虚寒腹泻的人不要食用。看吧，这一碗桑葚膏确实益处多多。

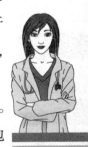

吃不了桑葚膏的朋友，这里再给您推荐一道茶饮——胡桃绿茶。胡桃10克，绿茶15克，一起捣成细末，加适量蜂蜜，用沸水冲泡就可以饮用了。胡桃又名核桃，享有"长寿果"的美誉，有极高的药用价值，《本草纲目》中也说道核桃仁有"补气养血，益命门"的功效，而绿茶是我们常喝的营养饮品，帮助温纳肾气，充旺元阳。由于胡桃的温热之性可以消除掉绿茶的寒性，所以脾胃虚寒的人就无需敬而远之，大可以放心饮用。

　　除此以外，合理膳食也十分重要。复合维生素 B 对维护神经功能，促进消化，预防头痛、头晕，保持记忆力等大有裨益，小米、麦片、玉米等粗粮及蘑菇、香菇等食物中含比较丰富的维生素 B，更年期妇女应适当多吃这些食物，同时，还要避免去吃那些过咸的食物和辛辣刺激性食物。

　　青春常在，美丽延年，是每个女人孜孜不倦地追求。追求得法则事半功倍，反之则事倍功半。常说解铃还须系铃人，要美丽就要找它的幕后"操纵者"。养护卵巢趁年轻，保证它的正常功用，美丽自然不会离你而去。所以，朋友们，你找对了吗？

中篇

乳房健康，不只是「挺」好这么简单

时至今日，当人们谈论起乳房的时候，多数还是停留在是否够大、够挺、够好看上面。然而，对于女性来说，乳房的意义远不止于此。它既是女性魅力的标志，还是未来宝宝的天然绿色粮仓，更是女性自身身体状况的晴雨表。当今社会，乳腺疾病已然成为现代女性的一大困扰。因此，关注乳房，"挺"好并不够，健康才更重要。

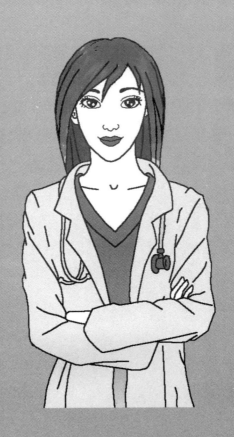

第 五 章

女人胸，美丽背后有隐忧

乳房既是女人的骄傲，也是女人的烦恼。乳房象征着娇柔的女性美，一直是女性魅力的一大标志，谋杀男性的目光，但是乳房疾病高发又日渐成为女性健康的困扰。现在乳房的健康问题已经成为严重影响女性身心健康的大问题，乳腺增生、乳腺纤维瘤、乳腺癌等疾病已成为现代女性的常见疾病。健康是美丽的基础，只有健康才有美丽，别以为乳房疾病离自己很远，只有时时刻刻关注乳房的健康，才能将美丽进行到底。

缠绵不绝的乳房疼痛

不少女性都有乳房疼痛的经历，时轻时重，时有时无，让人琢磨不透。大部分女性是"忍一忍，风平浪静"，不去就医，原因是认为这是小毛病，不碍事；但也有一些女性为此惴惴不安，尤其是在乳腺癌高发的今天，乳房的稍微不适就可能引起她们的各种猜测与恐慌，让其背上重重的思想包袱。

乳房疼痛分为生理性疼痛与病理性疼痛。生理性的乳房痛多与月经有关，比如处于青春期的女孩，经期有乳房胀痛，经后乳房疼痛逐渐自行缓解，仅能触到乳腺有些增厚，并无明显的硬块和结节，则不必过于担心。

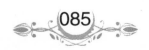

因为女性月经来潮会引起激素水平的变化，就像潮水的涨退，退潮后，会有泥沙留下。这些没有随着潮水退去而留下的"泥沙"，就等于是乳房中不停脱落更新的上皮细胞，它们留在乳腺管里，就形成了退化不全的状况。

那些留在乳房里的结节，不管是块状、沙粒状、结节状、条絮状、斑块状，都是正常现象。像妊娠之前，乳腺导管里被累积的上皮细胞堵塞，形成了硬邦邦的结节，但是妊娠之后，由于雌激素和孕激素的影响，乳房得以充分发育，结节无须处理就消失了。

◉ 乳房疼痛分为三度

用手触摸感觉疼痛为一度，活动时感觉疼痛为二度，静止痛就是躺在床上也觉得疼痛则为三度疼痛。

一度疼痛无须处理，二度疼痛可以考虑吃药解决，三度疼痛也叫重度疼痛，那么可以前往就医。

除了乳房疼痛外，乳房的硬度也可以分级，像嘴唇那么柔软为一度，像鼻子一样软硬适中为二度，像额头如此坚硬就是三度。但不管是柔软还是坚硬，都不具备提示疾病的意义。

如果摸到自己乳房里有"肿物"，如果左右两边对称，那么可以考虑为普通增生，"肿物"如果在经期前后有变化，那么也无须担心是癌症。

但有的女性会长期，甚至好几年的乳房疼痛，这就要注意可能是妇科疾病给你发出的一个信号了。严格地说，女性乳房属生殖系统的一部分，受雌孕激素的影响很大。如果在某个阶段身体的内分泌系统或卵巢功能发生紊乱，就会对月经周期及乳房组织有影响，从而产生一系列病变。如果不给予必要的调理或治疗，长此下去就会形成乳腺病，月经也可能因此而失调，出现月经紊乱或闭经，继而引发不孕。

中医对乳房疾病早有所识，《外证医案汇编》说："乳症，皆云肝脾郁结"，就是说和乳房有关的病都是和肝脏和脾脏郁结有关的。如果看经络在乳房的分布，足厥阴肝经经过上膈，分布在胸胁环绕在乳头周围，乳房是肝经循行部位。

中医认为肝主疏泄，喜欢条理通达，而讨厌抑郁。所以肝脏就像一个喜怒形于色的小女孩，你顺着她，她就喜笑颜开，逆着她她就愁眉苦脸，她不高兴要起性子来，你就有得受了。所以如果肝气郁滞，乳房部气血运行不畅，就引发乳房胀痛。

我们揪出了肝气郁结这一原因，现在就该是想办法对付它的时候了。肝气郁结，那就要疏肝解气。还真巧人体中就真有这么一个穴位被称为"消气穴"，它就是太冲穴。太冲穴位于足背侧，第一、二趾跖骨连接部位中。以手指沿拇趾、次趾夹缝向上移压，压至能感觉到动脉映手，即是太冲穴。按摩太冲穴时，用拇指肚按住太冲穴下压，缓缓加力，按住 1 分钟，再缓缓收力，放开。如此反复指压太冲穴，每只脚按压 3~5 次。若按压太冲穴时有压痛感，那说明肯定有问题。如果没有也不妨多按揉，因为有时麻木、气血不通等也可能导致没有压痛感。用力应以适度微痛为宜，循序而进。切忌用力过大，否则会导致皮下瘀血。按压后可以喝少量的水，以助代谢。

为什么太冲穴这么神奇呢？因为太冲穴是肝经的原穴，"原"有"发源、原动力"之意，从理论上讲，原穴往往调控着该经的总体气血。内经有"五脏六腑之有疾者，皆取其原"一说，也就是说凡是

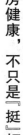

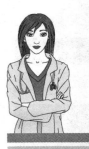

腑脏上的病都可以取经脉上的"原穴"来治。治疗肝气郁结，取肝经上的原穴太冲，正好符合医理。但是千万不要因为找到了"出气筒"，就认为可以随便生气，反正可以再按来消气。这可不是玩游戏，别和自己的身子过不去。

有句老话叫"药补不如食补，食补不如神补"。这句话用在治疗经期乳房胀痛上再适合不过了。因为生气、发怒、抑郁是导致肝气郁结的罪魁祸首。所谓一花一世界，看得开，总是风景，看不开，就是无奈。为什么不能在日常生活中保持开朗乐观的心态，不生气、不着急、不上火，带着天塌下来还有高个子顶着的心态面对问题呢？你开心了就能有效防止肝郁气滞的发生，促使乳房胀痛的好转。

另外，需要提醒各位女性朋友的是，保护乳房从日常小事做起。首先，平时应该多吃蔬菜水果、豆制品等营养食品，而少吃辛辣、油炸及烧烤等燥热类食物。还要戒烟酒，少吃蜂王浆和激素喂养的动物肉，因内含激素成分。建议年轻女性少吃避孕药，避免人工流产，否则会导致体内雌激素紊乱。

建议35岁以上的女性，需要定期进行乳腺普查；35岁以下的女性，如果乳痛严重到影响了日常生活，并且自己摸到有肿物的话，那么就需要前往医院就医了。

女性出现乳房疼痛，既不要惊慌失措，也不可麻痹大意，更不要因为害羞而不好意思去看病。应重视乳房的变化，哪怕是极轻微的乳房疼痛，因为乳房疼痛可能是多种乳房疾病的表现，乳腺癌也可出现疼痛。但是经过正规检查不是乳腺癌，就不必过度紧张，适当治疗，定期复查即可。

令人尴尬的乳头内陷

当多数女性都在为自己的乳房不够大，不够挺而烦恼，四处求取丰胸秘方时，一些女性却被乳头内陷的问题弄得焦头烂额，坐立不安。她们不愿去公共澡堂，害怕别人以异样的眼光来看她们；也没有自信去谈一场轰轰烈烈或风花雪月的恋爱，担心终有一天真相败露；更不敢想象自己婚后如何来像其他正常的女人一样来哺乳自己的宝宝。而事实上，也正有一群乳头内陷的妈妈们因为自己无法用母乳哺育孩子而遗憾不已，伤心不已。

女性理想的乳房除了大小合适、外形美观、比例协调之外，乳头也应该突出，正常的乳房乳头应该凸出于乳晕平面，如果没有突出乳头就属于乳头内陷。

引起乳头凹陷的原因可分为先天性和后天性两种。

先天性乳头凹陷的原因分为三种情况：第一，乳头和乳晕的平滑肌发育不良——乳头有输乳管的开口、输乳管周围有平滑肌纤维，内陷的乳头被围绕输乳管和插入乳头真皮的肌纤维束向内牵拉；第二，输乳管本身发育不全——发育不全的输乳管未能导管化表现为条索；第三，乳头下缺乏支撑组织的撑托。

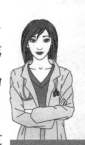

后天性乳头凹陷的原因也可以从三个方面来看：第一，衣着过于紧束：特别是女性在胸部发育期内衣过紧，很容易导致乳头凹陷；第二，乳罩使用不当：乳罩过小、过紧，使用过早，都会引起乳头凹陷。第三，乳头凹陷与遗传也有一定关系：母亲及其母亲一代人中，比如姥姥有乳头凹陷史，下一代罹患乳头凹陷的可能性比正常人要高。

乳头内陷的程度因人而异，轻者仅表现为不同程度的乳头低平或回缩，受刺激后可凸出或可挤出乳头。重者表现为乳头完全陷于乳晕内，无法被牵出，呈火山口状，并常伴有分泌物或异味。内陷的乳头即使挤出，也一般较细小，常无明显的乳头颈部，并呈分裂状。

乳头内陷深浅不一，可分成三度：

一度为部分乳头内陷，乳头颈部存在，能轻易被挤出，挤出后乳头大小与常人相似；

二度为乳头完全凹陷于乳晕之中，但可用手挤出乳头，乳头较正常小，多半无乳头颈部；

三度为乳头完全埋在乳晕下方，无法使内陷乳头挤出。

女性发生乳头凹陷的比例约为 10%，是女性乳房缺陷的常见病之一。然而，由于乳头内陷平时对身体没有什么太大影响，再加上人们对疾病的认识度不足，或被错误地认为乳头内陷用吸奶器吸吸就可以矫正，所以往往被忽视。

刚刚晋升为妈妈的小李，高兴劲还没过就遇到了难题：被诊断为重度乳头内陷，宝宝的小嘴怎么也含不住内陷的乳头，更别提吸到奶水了。孩子饿得哇哇哭，大人急得团团转。乳头吸引器、乳头保护罩都用上了，还是未能奏效，最后只好狠心回奶不让孩子吃母乳了。

像这样的例子在乳腺科门诊屡见不鲜，主要表现为在乳房发育时，乳头没有突起于乳房皮肤表面，凹陷在乳晕里，大多数是先天畸形所致，貌似小毛病，却可诱发许多严重疾病。

对于少女来说，乳头内陷导致乳房外形缺陷给敏感的心灵造成很大压力，引起自卑感，进而影响健全性格的形成；对成年女性来说，乳头内陷可导致分泌物潴留、有异味，进而导致感染，可形成乳腺脓肿，在哺乳期则不能正常哺乳，使乳汁淤积，继发感染，导致化脓性乳腺炎，对新妈妈和婴儿造成双重损害。

那么，现在有乳头内陷的女性朋友该怎么办呢？如果是轻度的，可以尝试下面这些方法来拯救内陷的乳头。

一是手法牵拉：少女时期是乳房发育的重要时期，也是纠正乳头内陷的重要时期。经常牵拉乳头，可以使双乳突出、周围皮肤支撑力增大，起到"定型"作用。每日数次，时间长了，乳头自然逐渐向外凸起。如果拉不出，可先将乳房近乳头处的皮肤向外推一推。

二是胸罩法：选戴大小合适的胸罩，避免或改正束胸的不良习惯，以免使乳头内陷进一步加重。同时在胸罩的中央开一个似乳头大小的洞，戴上胸罩后使乳头挤向外面，并保持在突出的位置上。

三是负压法：可将针筒外套管套在乳头部分，亦可用小酒盅扣住乳头，外加布带压紧，或用拔火罐向外吸吮，还可用塑料罐捏扁后扣在乳头周围，松手产生吸力，同样起到拔罐的作用。

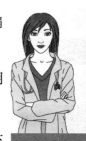

四是吸引疗法：妊娠后，每日应用吸奶器吸引乳头数次，利用其负压促使乳头膨出。

如果是重度的，就要去医院及时进行治疗或者手术。做完乳头内陷整复手术后，应保证摄入足够的蛋白质，如瘦肉、鸡肉、鱼肉、鸡蛋、豆类食品等；同时还要摄入一些淀粉类的物质，如面条、米饭、土豆等。蛋白质和淀粉是产生能量并使皮肤、肌肉和骨头新生的重要物质，还能够帮助患者增强体质、刺激循环系统，使机体的修复功能得以正常运转。新鲜的水果和蔬菜也是很有益的东西。它们富含植物纤维，对防止手术后的便秘有好处。维生素 C，β－胡萝卜素和其他一些必需的营养物质，也对伤口的修复有很好的作用。

另外，在预防方面也要多加注意。比如，女性在乳房发育时，不要穿过于紧身或者粗糙的内衣，同时，尽可能保持乳头清洁干燥，减少乳腺炎等疾病的发生。贴身内衣应为棉制品，并经常换洗、用日光照射。乳头如有发红、裂口的迹象时，内衣应进行蒸煮消毒。此外，要养成良好的睡姿，避免压迫乳头。

所以，年轻的女性朋友们，当你发现自己的乳房出现问题的时候一定要马上去医院检查清楚，并进行相应的治疗，这种事情不能拖，一旦发现问题了，就要马上解决，不然的话可能给你将来的生活以及工作带来一些不必要的麻烦。

❀ 哺乳妈妈的难言之隐——乳头皲裂

很多女性初为人母，喂宝宝母乳，妈妈总是会遇到一些"难以启齿"的小问题。乳头皲裂不仅让妈妈疼痛，同时也影响顺利哺乳，甚至给细菌以可乘之机，引发乳腺炎，其中的痛苦是难以言表的。

乳头皲裂是哺乳期新妈妈的一种常见病多发病。由于哺育第一胎时乳头皮肤比较娇嫩、敏感，加之喂养知识掌握不够，喂奶时婴儿含接乳头的姿势不正确，久而久之就会出现乳头疼痛、皲裂。

有些宝宝在喝奶时，只是吮吸乳头，这样不能有效地刺激乳晕。而乳晕下存在着乳腺管，乳汁就存储在乳晕下的输乳壶腹之中，需要通过宝宝在吃奶的过程中，用牙龈挤压乳头从而使乳头分泌出乳汁。自然而然地，孩子如果吸不到奶水，就会很着急，更加用劲地

吸吮乳头。而第一次生宝宝的妈妈，乳头往往非常脆弱娇嫩，乳头的皮肤自然就容易破损。

一般情况下，裂口处渗出的黄色液体在干燥后往往会形成痂皮，又干又痛，尤其是在宝贝吃奶时，便会出现刀割样的疼痛，使人无法忍受。一旦细菌从裂口处进入，还会侵入乳房引起乳腺炎或乳腺脓肿，不得不中断母乳喂养。

以往的治疗办法有局部涂抹蓖麻油膏、红霉素眼膏、金霉素眼膏等。效果均不佳，严重时造成乳头周围溃疡或乳腺炎。临床治疗一般需用抗生素等，严重者须切开引流。所以，预防乳头皲裂是非常重要的。

◉ 第一，养成宝宝正确吸吮乳头的习惯

很多妈妈在喂养宝宝时候，没有太注意宝宝的吸吮姿势是否正确。正确的吸吮方法是，让宝宝含住乳头和大部分乳晕，这样做的好处不仅仅是能够更好地保护妈妈的乳头，在宝宝吸吮的过程中，也能给有效防止宝宝吸入过多的空气，引起打嗝。同时，还要注意交替改变哺乳时的抱婴位置，以便吸吮力分散在乳头和乳晕四周。

◉ 第二，哺乳时间不要太长

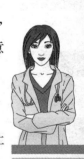

在给宝宝母乳喂养的时候，哺乳妈妈要注意的是，尽量不要让宝宝吸吮超过20分钟。宝宝长时间含住妈妈的乳房，也会容易造成哺乳妈妈乳房皮肤的损伤，一旦被细菌侵蚀后，就会诱发妈妈乳房的感染。同样道理，尽量不要让宝宝含着乳头睡觉。

◉ 第三，喂奶后轻轻拉出乳头

哺乳妈妈在结束给宝宝喂奶后，要注意让宝宝先放松，然后轻

轻地将乳房拉出。千万不可以拉扯宝宝含住的乳房，这样是极为容易造成乳房皮肤受损的，同时也可能会令宝宝不开心，开始哭闹。

◉ 第四，必要的乳房护理

在哺乳后挤出少量乳汁涂在乳头和乳晕上，短暂暴露和干燥乳头，靠近窗户接受阳光照射最好。由于乳汁具有抑菌作用，且含有丰富蛋白质，有利于乳头皮肤的愈合。哺乳后，也可在乳头上涂薄层水状的羊毛脂，它对婴儿无害，哺乳前不必擦掉。

◉ 第五，穿宽松、棉质的内衣

哺乳后要穿着棉质、宽松的内衣和胸罩，并放正乳头罩，有利于空气流通和皮损的愈合。

另外，如果哺乳妈妈已经发生乳头皲裂的情况，那么可以先用另一侧乳房来喂养宝宝，需要注意的是，即使没有让宝宝吸吮，也要将乳房内的乳汁挤出。如果妈妈双侧乳房都有乳头皲裂的现象，那么可以停止哺乳一段时间，待乳房护理好后再喂养宝宝。不过，在停止哺乳期间也要定时将乳房排空，并将乳汁挤在奶瓶中来喂养宝宝。

如果裂口经久不愈或反复发作，应该及早去看医生，也可以进行一下中医治疗。轻者可涂小儿鱼肝油滴剂，但在喂奶时要先将药物洗净，严重者应请医生进行处理。

相信哺乳期的妈妈们还会有这样的经历：那就是母乳喂养到5个月以上后，当你正怀抱着吃奶的宝宝，很舒适地享受着喂奶的愉悦，突然间，乳头上一阵钻心的疼痛袭来，你几乎失去控制地惨叫一声，低下头看看，原来是小家伙刚刚咬了你一口。

被咬之后，估计你会一股怒气冲上心头，第一个本能的反应就是拔出乳头，狠狠地批评小家伙一通。即便宝宝被你的惨叫声吓哭了，你可能也挺生气：明明是你咬了我，我疼，你还哭？

其实，妈妈们的这种强烈反应带来的后果往往事与愿违。一是，它并不能够有效地防止宝宝再次袭击；二是，宝宝可能会被妈妈的强烈反应吓坏，以后的几天都拒绝吃奶。那妈妈们面对这种情况怎么做才好呢？

妈妈们要记住这样一个重要的事实：一个奶吃得正香的孩子是不会咬奶头的。咬的时候，宝宝已经结束了吃奶。因此那些挨过咬的妈妈在喂奶过程中要注意观察，看到宝宝已经吃够了奶，吞咽动作减缓，开始娱乐性吸吮时，就可以试着将乳头拔出来，防止宝宝咬。有些时候，宝宝用咬奶头来告诉妈妈：我吃饱了。同时，也要语气和缓地告诉宝宝："别咬妈妈，妈妈疼"。

不过，宝宝们也可能会因为长牙，牙床不舒服而咬妈妈，这种情况就要给宝宝准备一些磨牙玩具，平时多给宝宝咬这些不会感到痛苦的物品，甚至在喂奶之前先让宝宝把这些东西咬个够，这样喂奶的时候就不会咬妈妈了。

如果咬牙情况持续 6~8 周以上，应该立刻带宝宝去医院检查，看看是否有神经性的先天缺陷。

世上再也没有一种行为像哺乳那样淳朴、真挚、浑厚，再也没有一种爱会这样无私。在日积月累的哺乳中，母亲慢慢感知到了生命的真正存在，感知到了生命的逐渐成长，感知到了生命的幽幽气息，感知到了生命的惺惺相惜，母爱不断升华丰满，孩子成了自己生命不可或缺的一部分，纵然痛楚相伴，但依旧美丽幸福。

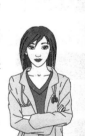

增生不算病，误诊就要命

在如今社会高速发展的同时，各种疾病的发病率也在不停地向上攀升，困扰着人们的正常生活。尤其是女性朋友，乳腺增生更是成了困扰她们最常见的乳腺疾病。

女性在 30～50 岁体内分泌雌激素的高峰期，许多妇科疾病容易在此时出现，像乳腺增生发病的实质就是由于女性内分泌的失调，也就是雌激素绝对或相对增高，孕激素绝对或相对降低所造成的乳腺结构紊乱。

现代人的精神压力普遍很大，社会对每个人的要求都在提高，而女性面临工作、人际关系、家庭等状况也可能不再像以前那样平稳，而是充满了变动的因素。一个成功的女性不得不协调好各个方面的问题。一些女性因而出现由精神因素引发的内分泌失调、植物神经紊乱，睡不好觉，脾气暴躁，这些都会对乳腺产生不良影响。

当然，乳腺增生并不是什么可怕的病，据调查显示，70%～85%的成年女性都有不同程度的乳腺增生。只要上正规的医院及时治疗并调理，对女性的生活和工作是不会有什么影响的。最令人担心的是，如果选择一些小的门诊或者不太正规的医院去检查治疗，很容易发生轻者误诊，重者甚至危及生命的事情。

比如，年轻的刘女士今年在体检时发现自己的乳房内有肿块，医生建议她到大医院做更进一步的检查。但她想到去大医院得排队挂号，以及漫长的等待，觉得太麻烦，于是就到一家小医院检查。检查后，医生告诉刘女士她的乳房肿块是乳腺纤维瘤，需要手术切除。刘女士简直是不敢相信这个事实，心想自己还这么年轻，如果切除乳房，今后将如何生活。然后，在好朋友的劝慰下又去大医院做了一次检查。

经过详细检查的发现，刘女士患上的不是乳腺纤维瘤，而是乳腺增生，根本用不着手术切除，只需用药便可痊愈，这下子刘女士的心里的一块石头算是落地了。

乳腺增生这种乳腺疾病在女性中比较常见，绝大多数乳腺增生是一种生理变化，是由于体内激素发生周期改变而随之变化。正如子宫内膜会在激素作用下出现周期变化，开始增厚，随后再脱落出现月经一样，乳腺也会在月经周期14天左右开始出现增生，直到下一次月经来后复原，这就是生理增生。

乳房疼痛常于月经前数天出现或加重，行经后疼痛明显减轻或消失；疼痛亦可随情绪变化、劳累、天气变化而波动；乳房中的肿块也会随月经变化而变化，月经前肿块增大变硬，月经来潮后肿块缩小变软。这种与月经周期及情绪变化有关的疼痛是乳腺增生病临床表现的主要特点。

由于乳腺增生与乳腺纤维瘤都会有乳房肿块的产生，因此，上面才会出现误诊的情况。这两种病不同的地方在于，乳腺增生病的乳房肿块大多为双侧多发，肿块大小不一，呈结节状、片块状或颗粒状，质地一般较软，亦可呈硬韧，偶有单侧单发者，但多伴有经前乳房胀痛，触之亦感疼痛，且乳房肿块的大小性状可随月经而发生周期性的变化，发病年龄以30～50岁的女性为多。

乳腺纤维腺瘤的乳房肿块大多为单侧单发，肿块多为圆形或卵圆形，边界清楚，活动度大，质地一般韧实，亦有多发者，但一般

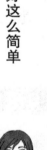

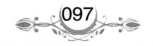

无乳房胀痛，或仅有轻度经期乳房不适感，无触痛，乳房肿块的大小性状不因月经周期而发生变化，患者年龄多在30岁以下，以20~25岁最多见。

把"小病化大"的有，同样把"大病化小"的也有。有些医生自恃行医多年，经验丰富，单凭手指一摸，便可知道，认为不必拍X线片、做B超，错把乳腺癌诊为乳腺增生、乳腺纤维腺瘤，结果延误了治疗，影响了患者的生存时间。

当然，也有很多女性因为没有防癌知识，又不做定期体检，即使发现乳腺肿物，因不痛、不痒而不去就诊；需要观察的病人不及时复诊，医生未能掌握病情的变化，进而造成误诊。

误诊的结果是误治。把乳腺癌误诊为乳腺增生、乳腺纤维腺瘤，一是告诉患者是良性病，不必急于治疗，延误了病情，二是做乳腺肿物单纯切除术，这种手术往往在门诊手术室进行，因医生的警惕性不高，一般不做术中冰冻病理，只做术后病理，等病理发现是乳腺癌，才急忙做根治术准备，明显不利于患者的健康。

乳腺增生最容易进入的误区：

误区一：乳腺增生不用治疗，每个女人都有经前乳房胀痛。

乳腺增生的典型表现就是经前乳房胀痛，经后减轻或消失。这是不正常的。此病很普遍，许多人习以为常不去诊治，有些专业医生也认为不需要治疗，使许多乳腺增生加重，甚至癌变。

误区二：乳腺增生不用治，完全可以自愈。

正常乳腺上皮向恶性转化有一个过程，即增生 - 不典型增生（癌前病变）- 原位癌 - 浸润癌。临床上，囊性增生为不典型增生，其组织学改变是不可逆的，称为癌前病变。

乳腺增生癌变的高发年龄段为两个：30～40岁为第一个高峰期；60～70岁为第二高峰期，绝经后卵巢无排卵功能了，雌激素主要是肾上腺分泌的，雄烯二酮激素在脂肪、肝、肾、肌肉中转化生成。

误区三：乳腺增生治不好，等生孩子或绝经后自然就好了。

乳腺增生反复发作是因为单纯服药，未综合治疗；疗程不足，月经后乳痛好转就停药；疗效不好时，未及时中止转做手术，以致恶变；一开始就误诊为乳腺增生，其实是乳腺癌。

妊娠期随着乳房增大，乳腺增生会加重，哺乳期好转，断奶后增生会加重，所以说生孩子后乳腺增生会痊愈是完全错误的。

女性乳房的呵护很重要，特别是现在的白领女性，生活、工作压力大，心情的不畅是乳腺疾病发生的一个重要因素，最好半年进行一次定期的检查，而且一定要到正规的医院，做好预防乳腺疾病的检查工作。

 想要宝宝要先赶走纤维腺瘤

乳房可以说是女性最脆弱的部位，需要给予细心的呵护。女人在不同的年龄段要担心不同的乳房疾病，在多数人的印象中，乳腺疾病似乎只有已婚女性才会有，然而事实上许多未婚的年轻女性却在为乳腺纤维腺瘤这个疾病烦恼不已。

乳腺纤维腺瘤是一种常见的乳房良性肿瘤，常常发生在20～25岁风华正茂、青春靓丽的年轻女性身上。纤维腺瘤产生的根本原因是雌激素水平的失衡，这个年龄的女性卵巢功能旺盛，性激素也处于活动期，因而罹患乳腺纤维腺瘤的概率大大增加。

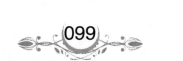

如今，随着环境的改变、污染的加重、食物的丰富、食品中雌激素的升高，生活工作的持续高压，不少女孩过早发育，都市女性体内的雌激素处于不稳定状态，内分泌非常容易出现紊乱，乳腺纤维瘤也不期而至了。

此外，过度的加班、夜生活的丰富、高强度的脑力劳动、不合理的作息习惯等，都是导致内分泌系统失调的帮凶。

一位姑娘因为发现乳房有一个有轻微疼痛的小肿块前来就医，结果被诊断为乳腺纤维腺瘤。当时，姑娘的眼泪就掉下来了。后来经我安慰她说这只是一种非常常见的乳房良性肿瘤，很多像她这个年龄的女孩子都有，只要及时治疗，没什么的，这位姑娘才收起了眼泪。

这位姑娘为什么得的这病呢？她告诉我，以前她其实还挺健康的，后来因为节食减肥，每天只吃一点儿东西，因为过度节食，搞得自己经常头晕眼花、心慌失眠；参加工作后又压力很大，经常晚上11点多才到家；另外，和家里母亲的关系还不太好；诸多原因导致最终患病。

她说的这些原因也是很多女孩子患这个病的原因，大同小异，差不多，其实，这也是现代女性的一个普遍状态。因此，从某种程度上说，早熟的少女、压力大的白领、心情郁闷的大龄"剩女"等，都是乳腺纤维瘤的高危人群。

乳腺纤维腺瘤最主要的症状就是乳房肿块。肿块呈大小不一的圆形或卵圆形，多单独发生于一侧乳房，触摸起来质地较为坚硬，表面光滑且边界清楚。具有一定的活动度，跟乳腺增生不同的是，乳腺增生的肿块是硬邦邦的一块。与乳腺增生、乳腺癌等不同，纤维瘤没有疼痛感，通常是在洗澡、换衣服的时候无意间发现的。乳腺纤维瘤肿块通常生长缓慢、不会化脓溃烂。

也有很多女性是在单位体检的时候发现自己有乳腺纤维腺瘤的，这主要是通过 B 超检查出来的。B 超是比较准确的方法，特别是做彩色 B 超。乳腺纤维腺瘤单纯靠临床及相关检查不能百分百鉴别，特别是乳腺纤维腺瘤合并癌变时，其超声或钼靶 X 射线表现无特异性，确诊往往需要病理检查。

当发现乳房有肿块后，一定要立即找乳腺专科医生检查，并配合治疗，不可讳疾忌医。每个女性朋友应都应该给予自己的乳房特别关注。

来看病的患者一听说是"瘤"，问得最多的问题就是会不会是癌症？事实上，单纯的乳腺纤维瘤与乳腺癌的发生关系不大，恶变率也很低，尤其是未婚女性，不用过度担心。

但是，在怀孕期间，纤维瘤可能会突然长大，发生肉瘤变（恶变的一种）的概率增加；40 岁以上的女性，特别是绝经期及绝经后发生纤维瘤的患者，恶变危险性会有所提升，需要多加注意；此外，患有乳腺囊性增生的患者如果同时患有乳腺纤维瘤，也可能会增加患癌的危险性。

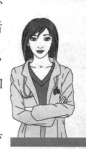

上面说到了怀孕期间纤维瘤可能会突然长大，这也是很多孕育期患者担心的一个大问题。纤维腺瘤生长缓慢，可以数年没有变化，但在妊娠、哺乳期或绝期前由于体内雌激素的变化可以使瘤体突然迅速增大。纤维腺瘤直径超过 7 厘米以上者称为巨纤维腺瘤。纤维腺瘤很少发生恶变，但是巨纤维瘤可恶变成为分叶状肿瘤。

乳腺纤维腺瘤最有效的治疗方法就是手术，但并不意味着只要一发现腺瘤就要立即手术。一般来讲，如果发现患有乳腺纤维腺瘤时年龄较小，仅在 20 岁左右，尚未结婚，而且腺瘤体积很小，约 1 厘米左右、甚至更小，不主张立即手术。因为此时手术，腺瘤体积过小，且活动度较大，手术时不容易找到，术后还容易再长。

这种情况可以服中药治疗或不服药，观察一段时间。如果在观察过程中，腺瘤不停地缓慢增长，已长至 3cm 左右，则宜考虑手术切除，如果在观察的几年中，腺瘤体积均无明显增大，仍可继续观察。直至婚后，准备妊娠之前，如果腺瘤在 1cm 以上，再考虑择期手术将其切除。

如果手术后一段时间在原处又复发了，这个时候应警惕其恶变，每复发一次，就又增加了一些恶变的可能性，对于这种情况，原则上仍应手术，并且在手术时需稍扩大切除一些周围腺体，术后可服中药治疗，减少其恶变的可能性。

还有些女性在怀孕前并不知道自己患有乳腺纤维腺瘤，怀孕后才发现，那么在孕期的时候就一定要定期进行 B 超检查，了解纤维腺瘤是否增大和恶化。

生活中，过度的劳累很容易让女性患上乳腺纤维瘤，所以，女性朋友一定要注意劳逸结合，平衡好工作和生活这杆秤。压力大的时候，遇到烦心事的时候，要找人倾诉、聊天；生活作息尽量保持规律，保证足够的睡眠；饮食上多清淡，少吃高脂肪、高热量食物，以及辛辣刺激的东西；还有就是每天一定要给自己留出至少半小时的时间运动，坚持适当的运动等。总之要明白"名利诚可贵，健康价更高"。

远离女性健康杀手乳腺癌

女性的乳房不仅代表着女性的美丽，是每一个女人的骄傲，也是维持女性生命活动的重要器官。近年来，乳腺癌的发病率逐年攀升，让众多女性"闻之色变"。被人们熟知的歌手姚贝娜于2015年因乳腺癌离世，年仅33岁。在这样美丽的年纪离开人世，为所有的年轻女性敲响了警钟：乳腺癌发病已经逐渐年轻化，千万不要忽视乳腺健康。

目前，乳腺癌不仅是高龄女性的健康威胁，越来越多的年轻女性也面临着这个问题。据统计，乳腺癌已成为威胁我国女性健康的头号恶性肿瘤，每年约有19.8万妇女死于乳腺癌。

过去，乳腺癌的发病人群集中在45岁以上的中老年人群，现在35岁以下年轻女性的发病率呈逐年增长趋势，在进行乳腺癌手术的患者当中，35岁以下的患者占20%左右。

年轻女性成为乳腺癌高发人群，这和生活方式的改变有很大关系。现代女性的生活节奏快、工作压力大、精神负担过重、睡眠不好、生活作息不规律导致内分泌紊乱，这些都易成为乳腺疾病的诱因。

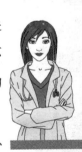

同时，高脂肪、高热量的饮食习惯，易使现代女性月经初潮早、绝经晚，导致体内的激素始终维持在一个较高水平。水质、空气、噪音等污染对年轻女性体内激素造成不利影响，以及饮酒、滥用药物等，都与乳腺癌发病率的上升不无关系。

乳腺癌的症状可多种多样，常见的有：乳腺肿块，乳腺疼痛，乳头溢液、糜烂或皮肤凹陷，腋窝淋巴结肿大等。虽然这些症状不一定具有特异性，但是了解这些症状，认识这些表现，有助于对乳腺癌的早期发现、早期诊断、早期治疗。

怎样才能发现早期乳腺癌？

首先要学会乳房的自我检查，80%的乳腺癌是通过自我检查发现的。早期症状包括乳房肿块、疼痛、乳头溢血溢液、乳房皮肤的改变、乳房外形的改变等。女性可定期通过手摸等方法判断乳房是否有变化。

20岁以后建议每年请医生做一次物理检查；30岁以后建议每年做一次乳腺钼靶照相检查；35岁后应每半年查一次B超，一年做一次钼靶X线片。一旦发现异常，立即到正规医院就诊，进行早期筛查。这样的话，大多数乳腺癌就能在早期被发现。

其实得了乳腺癌并不可怕，可怕的是耽误不去治疗。女性最常见的乳房肿块很可能是乳腺癌患者发现的第一症状，很多乳腺癌的患者都是在洗澡或者换衣服的时候发现乳房出现肿块。如果在乳房上摸到不疼的硬肿块，就要到专业医院进行检查以排除乳腺癌的风险或者是抓紧时间进行规范治疗，特别是绝经以后的女性出现乳房肿块就更应引起重视。

曾经有一位患者，体检检查出是乳腺癌，但是她却没有及时治疗，造成了不可挽回的结果。当时那个患者也没有什么明显的症状，只是乳房上有一个小小的硬肿块。医生告诉她，她还是乳腺癌早期，要抓紧时间立即治疗，这样可以延长生存时间。但是该患者却因为负担不起手术费，同时也没有重视病情，拖延了两个月才进行手术，结果就在这短短两个月的时间里癌细胞发生了转移，虽然切除了乳房，但是术后没过多久就离开了人世。

最后，对于乳腺癌，我们女性永远要做到心中常有所防。有个词叫"未雨绸缪"，尤其在乳腺癌高发，成为女性噩梦的今天，我们究竟怎样做才能远离它的魔爪，不被其伤害呢？

第一，"结婚、生育别太晚""采用母乳喂养"是预防乳腺癌的两大原则。我们周围的确有些职业女性迫于工作的压力或追求事业的成功，长期过着单身贵族或丁克族的生活。但是生儿育女对保护乳腺健康有重要作用，哺乳也有助防御乳腺癌的发生，因为孕激素对女人有很大的保护作用。怀孕、分娩、哺乳虽然辛苦，但也大大增强了女性的抗病能力，而且这种能力越早获得，对于防止乳腺癌的发生就越有帮助。从单身族升级为妈妈族也是减压良方，与孩子的相处、共同成长更有利于女性的生理、心理健康。

第二，更年期女性是特殊人群，更年期激素替代治疗也会增加乳腺癌的发病危险。因此，女性要尽量避免使用雌激素及慎用含雌激素的保健品。

第三，养成良好的饮食习惯，减少高脂肪、高蛋白的饮食，多吃绿色食品、蔬菜水果，注意营养均衡。贝壳、动物内脏、牛羊肉、可乐、咖啡、巧克力等高脂高热食物应该控制分量，这些脂肪将刺激雌激素分泌，而大量雌激素的堆积会提高乳腺癌的发病率。而鱼、肉、瓜果蔬菜等植物蛋白对身体有利，建议多吃。

第四，不妨把运动健身作为时尚生活的一部分。美国国家癌症协会会刊上发表的一项研究报告指出，运动可以使更年期前后妇女乳腺癌的发病率减少 60%。挪威一研究机构对 25624 名妇女进行调查后发现，那些每周至少运动 4 小时的妇女患乳腺癌的概率降低了 37%。

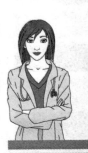

第五，建立良好的生活方式，积极参加社交活动，调整好生活节奏，保持心情舒畅。职场女性尽管难以逃离"高压锅"的压力，但要适时为自己的心理"松绑"。开怀大笑、与人倾诉等都是减压的好办法。良好的家庭生活、人际交往能有效为压力减负。平时多到户外接触阳光，回归大自然、回归家庭生活有益身心健康。

乳腺癌不仅可防，而且可控，重点是功课做在癌变前。只要增强对乳腺癌的防范意识，在任何一个可行阶段将其拦截，就能大大降低或杜绝女性朋友们罹患乳腺癌的风险，让您拥有健康人生、美丽身形，幸福地陪伴在家人和孩子身边。

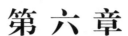

第 六 章

这些似是而非的事，多数女人都在做

生活中有一些事情，看似对的，多数人也都在这么做。比如，穿胸罩的时候，相信多数女性会用力往里收肉肉，直至挤出一条当下流行的事业线，堪称完美；为了成为人们心中的女神，光会化妆还不够，更得会保养，于是各种美容神器、保养品琳琅满目，一拨接一拨地被带回家；现代女性必须要有自己的事业，不能依靠男人。这些想法和做法几乎百分之百被人们所认可，但若从健康的角度来看却是错的，这些事不仅不能保证身体的健康，反而会对身体造成伤害。

 胸罩，天天穿不等于会穿

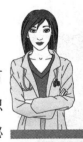

女性从乳房发育成熟开始，便应该开始使用胸罩了。这样，可减缓由于运动造成乳房簸摆和乳头的摩擦损伤，还可防止乳房组织松弛下坠影响自然美观。它可托扶乳房，使血液循环畅通，有利泌乳与乳房的正常发育；它可以使乳房积存脂肪与增长乳腺管，以获得丰满感；特别在哺乳期间，胸罩还可起到保护乳头、减少病菌侵入的作用。

但是，也有些人说长时间戴胸罩容易引发乳腺癌，在乳腺癌高发的今天，这无疑是一个很吓人的消息。于是，当很多女性面对自己每日佩戴的胸罩时，开始惶恐不安，游移不定，究竟是戴好呢，还是不戴好呢？

我们再回头看一下那则吓人的消息：专家发现，每天戴胸罩 12 小时以上的妇女比短时间或者根本不戴胸罩的妇女患乳腺癌的可能性高出 21 倍。那些晚上也不摘下胸罩的妇女，可能性则要高出 100 多倍。因为胸罩卡紧胸部会影响乳房部分淋巴液的正常流通，久而久之会使乳腺的正常细胞发生癌变。

仔细看后就会发现，其实真正容易引发乳腺癌的不是胸罩本身，而是不当的使用者。这就告诉我们，胸罩本身不可怕，可怕的是我们不懂得正确佩戴它。那么究竟该如何正确佩戴和我们朝夕相处的胸罩呢？

在工作时或者公共场合还是要照常佩戴胸罩，下班回家后，或假日里不去公共场所时，可以尽量解开胸罩，这样就会让乳房有张有弛。如果由于需要佩戴胸罩时间在 12 小时以上者，应选择面料透气、束缚力不强的胸罩。

另外，有些女性朋友舍得花大价钱买一副"绝世好 bra"，一戴就是好几年。但即使是再好的胸罩，也要按照自己的体型变化及时更新。通常来说，一个胸罩的寿命不应该超过两年。

使用胸罩还要注意保持清洁，天热时应每天更换一次，因为汗水浸湿的胸罩，易引起乳头糜烂；有污垢的胸罩，还易引发乳腺发炎，不可不慎。清洗的时候要注意不要用洗衣机洗，一方面保证不变形，另一方面防止细菌交叉感染。晾晒时也应先把水分挤干，免得造成肩带过长。

◉ 测试你的胸罩穿戴方法是否正确

你穿胸罩的方法正确吗？请回答下面四个问题，就知道你有没有把内衣的功能发挥得淋漓尽致。

A. 穿着胸罩，当手上举时，胸罩下围的部分是否也跟着上提？

B. 穿着胸罩站立时，胸部中心部位是否空空地不服帖？

C. 罩杯与肩带外侧有赘肉挤出吗？

D. 肩带嵌到肩膀肉里面，背部的胸罩下围比胸前的下围高吗？

◉ 答案 & 修正方法：

若以上四个项目中有一题符合的话，表示你穿戴胸罩的方法错误了，要赶快纠正了。

1. 将肩带套在肩上，上半身略往前倾，托住胸罩下面的钢圈。

2. 将两边的乳房全塞入罩杯内，上半身依旧呈 45°，扣上扣环，然后轻按罩杯底幅边缘，固定文胸位置，把腋下和侧面的赘肉都塞进罩杯里。

3. 调整肩带长度，不要紧嵌着肩膀的肉，以可以伸进一指的松紧度最适宜，再将手上举，看看胸罩下围有没有上滑。

4. 将手伸进罩杯旁边，将四周的赘肉拨进来，然后将胸罩两侧拉平；移正杯位，使胸部线条集中，完好包容乳房，达到顺滑、服帖的效果。

5. 最后抓着后面的扣环往下拉，再稍微调整一下，以最舒服的感觉为准，并看看是否有任何部分鼓起来。

现在还有一种现象叫"胸罩综合征"，就是有一些女性在佩戴胸罩后，常常会感肩胸背部不舒服，尤其是肩背部酸痛、胸闷、头晕

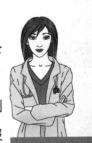

恶心、上肢麻木、头颈部旋转时犹如针刺般疼痛。

引起这种症状的原因是长期使用狭带式的胸罩或胸罩尺寸偏小，穿带时过紧，使皮肤犹如缠上一道细铁丝，当人体作连贯的不固定动作时，上肢肩部肌肉不断运动，而狭带式过紧的胸罩带在肌肤的很少范围内频频摩擦，时间长了，会导致这些肌肉过度劳损，血液循环障碍而发生老化，过紧的胸罩带限制了呼吸肌的运动，胸部舒缩不畅，影响呼吸功能，致肺换气不足，产生胸闷、气促；胸罩带过紧，压迫颈部肌肉、血管、神经，使之受累，诱发颈椎病，因而感到上肢麻木，颈部酸痛，头晕恶心等。

为了防止这种"胸罩综合征"，就要根据自己的胸围尺寸，选择吊带较宽、大小适中的胸罩。女性要穿对胸罩，通常选择时在面料、尺寸以及设计等几方面应有如下讲究。

面料：应挑选以纯棉或丝等天然原料为制作面料的胸罩，因为化纤合成材料的胸罩虽然外形比较"挺"或"酷"，但长期使用会影响乳房健康。

现代女性容易奶水不足，很大因不一部分是长期戴化纤面料的胸罩，导致乳头上的乳腺导管口被细小的化纤堵塞而引起出奶不畅。

尺寸：胸罩的尺寸必须跟佩戴者的胸围相符，太大起不到承托乳房的作用，太小则会令乳房受挤压，还会影响其发育。

而要选对尺寸，关键是弄清下胸围的尺寸以及上下胸围之差，这是确定胸罩尺码和罩杯型号的依据。罩杯代码为上下胸围之差，差10厘米左右为A杯，差12.5厘米左右为B杯，差15厘米左右为C杯，以此类推。比如你的下胸围是79厘米，上胸围是92厘米，那就该选80B。

设计：虽然目前市面上不少胸罩都有钢托，号称使外形更"挺拔"，但不见得适合每一个人。

选择胸罩不能光图好看，而应选合适体形的设计。比如，平胸、瘦弱女性最好选择没有钢托的，避免钢托长期直接压在肋骨上导致胸部疼痛。

购买前一定要先试穿，看各方面是否合适，因为胸罩过大、过小都对乳房的健康不利。长期戴过小过紧的胸罩，会影响局部血液和淋巴循环；而过于宽松的胸罩则导致胸部下垂。

文胸是女人的亲密伴侣，展现了女人的风情万种，如果你想做一个魅力四射而又健康的女人，就从认真对待它开始吧！

 ## 别再挤了，"事业线"还是自然的好

很多影视明星在大型晚会上，所着的衣衫不但要隐约地展示其靓乳，而且还要挤出个乳沟来，美其名曰"事业线"，以展示其特有的女性魅力。

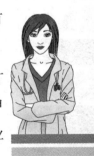

所谓的"事业线"，原意是手掌的纹路线条，是什么人就会有什么样的事业线。后来事业线的意思发生了改变，近年来被媒体引申到女明星的星路之上。一些人认为露乳沟就会增加曝光度，对事业发展有所助益。

对于"事业线"的说法，不仅媒体热衷，观众也乐此不疲，甚至有人言之凿凿：女性拥有傲人的身材本来就是一种资本，身体之美就应该得到展示。

所以，在生活里热衷于挤出"事业线"的不仅是女演员，不少普通

中篇

乳房健康，不只是『挺』好这么简单

女性也在整天挤，提升自身的魅力指数。一些年轻的女性为了挤出"事业线"，各种塑身衣、海绵垫，甚至连胶带都齐齐上阵。

的确，塑身衣穿上的效果与众不同，很容易就可以让你拥有凹凸有致的身材。不过，你有没有因此，在下午感到过头晕、呼吸困难、胸闷和腿酸呢？这可能就是你长期穿有强力塑身效果的内衣，让身体承受过大的压力带来的问题。

过紧的腰封或连身内衣除了造成身体缺氧外还会让下肢的血液循环变得不那么顺畅。而且，原来靠自己管着自己的肉肉也会产生惰性，失去原有的弹性，开始松垮。

在购买内衣的时候，很多女性会选择有紧身聚拢胸部效果的文胸或者小一号的文胸，好让胸部处在被挤压状态，造成"波涛汹涌"的效果。导购人员也会说："该款内衣可以藏起副乳，减少外扩，经常穿，能改变乳形。"这类的话，你最好不要相信。正常的乳房，有时候会有点外扩，乳房外扩是因为乳腺尾状叶比较厚实发达，和腋窝连接，导致腋下脂肪多，延展到腋窝前缘。副乳是多余的乳腺，同样受生殖激素控制。副乳的形成是有些女孩子多余的乳腺没有退化掉。外扩和副乳都是实际存在的，穿什么内衣只能让它们看起来好一点，是掩盖表面，实质不会有任何改变。女性长期用无伸缩性、有一定重量的钢托，反而会影响局部的血液循环。

至于胶带，不久前就有女性患者因为要出席宴会，使用胶带缠绕胸部硬挤乳沟，结果当晚回家撕下胶带之后，发觉胸部疼痛难忍前来就医，这正是乳房内淋巴液回流被阻导致的结果。

另外，如果经常使用胶带，撕开后容易造成角质层受损，并导致皮肤的发炎；白嫩嫩的皮肤会因此瘀青、起水疱、破皮发炎、还会留下暗褐色的色素沉淀，必须额外再求助医师。

所以说，为了展现"事业线"而总是挤压乳房并不利于乳房健康，而对于年轻女性来说更是如此。概括起来它有以下几方面的危害。

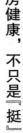
◉ 产生缺氧反应

不合体的束胸会影响人的呼吸。束缚时胸部不能充分扩张，肺组织因微循环障碍也不能充分舒展，吸入的空气量减少，从而妨碍人体全身的氧气供应，易产生脑缺氧，头部会发木。所以有些女性长时间穿过紧的胸衣，就有一种憋气感。

◉ 不利于乳房发育

束胸会使乳房的血液循环不充分，压迫乳房，使乳房下部血液淤滞引起乳房肿胀、疼痛。这尤其对青春期发育阶段的少女影响更大，会直接影响乳房发育，因为乳房的增大主要是由于脂肪组织和结缔组织的增大，脂肪组织沉积于乳房所致。盲目地挤乳沟不仅影响了乳房的正常发育，还可能招来包括乳腺增生、乳腺癌在内的很多疾病。

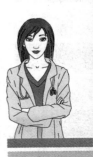

◉ 可致乳腺增生

要让胸部显得"丰满"，露出"乳沟"，就要把腋下赘肉全都塞到文胸里。这就相当于长时间挤压副乳，结果是减少或阻止乳房内淋巴液回流，局部气血不畅，同样可发生乳腺增生性疾病。

◉ 影响今后哺乳

故意压挤垫高乳房对乳腺功能也有影响。挤乳沟使得乳房中的纤维束和乳腺导管长期受压，会影响产后乳汁的分泌和排出，直接影响今后的哺乳。乳腺的腺管、腺体受到压迫后造成吸收不好，可能导致乳腺结节或乳腺炎。

其实，拿出挤胸的时间做做运动和美食，同样可以塑造完美胸部。有一道据说是清宫太医特意为慈禧研制的丰胸秘方，黄芪花生粥。将花生、去核大枣各100克，黄芪20克，熬粥，经期后连食7天。中医认为，大枣能生津、调节内分泌，黄芪行气活血，而花生含有丰富的蛋白质及油脂，三者结合不仅能让胸围卓然挺拔，更能让女性的五脏运行顺畅。

许多女性上班都是从早坐到晚，但却并不注意坐的姿势，不是伏案含胸就是搭着二郎腿，胸部不能充分舒展，乳房哪能美得了。

而坚持正确的坐姿就可以让乳房更健美，正确的坐姿应该是上身挺直，而胸离开桌子10厘米左右的距离，胸背肌张力应当均衡。还可以试试"夹书"，在两腋下夹书，双手慢慢往前抬至平举，坚持到手臂发酸或书掉落为止，每日多次练习。此姿势有助于锻炼胸肌、挺拔胸部。

还可以做俯卧撑，实际上做俯卧撑本身并不能使乳房增大，因为乳房里并无肌肉。但通过锻炼能使乳房下胸肌增长，胸肌的增大会使乳房突出，看起来胸部就变得丰满了，而且弹性增加。

胸型饱满固然是好，但是影响了健康就划不来了，为了胸前的风光影响了自己的健康，是女人万万不可做的错误事。虽然说"女人不狠，事业不稳"，但是对自己太狠，健康没了，事业也会支撑不住，希望大家理性对待自己的身体。

让乳房以最自然的状态呈现，这才是最美、最健康的。因此，平时尽量不要去挤压乳房和副乳，尤其是在戴文胸时，应穿大小松紧合适的文胸，让双乳感觉舒适。如果感到不适，一定要尽快停用。

蛊惑人心的丰胸，女人要适度而为

近几年丰胸热潮越掀越狂，加之网络对大胸图文并茂、影视剧中对乳沟重点特写、八卦新闻中对女艺人酥胸的关注度，都令爱美的女性对丰胸的尺度要求越来越大。

有人认为，不怕痛的，做隆胸手术；怕痛的，就吃药抹丰乳霜。多数丰胸药及丰乳霜中都含有雌激素，而雌激素是影响乳房发育的重要因素，乳房的大小和体内雌激素的含量高低和雌激素受体的敏感性有关。雌激素能刺激乳腺细胞增大，因此摄入足够量的雌激素有可能使乳房增大。但是用这种方法丰胸并不安全，因为乳腺细胞受到刺激后，也有可能出现癌变。服用雌激素增加了得乳腺癌发生危险，还会有其他的不良反应，例如体重增加、月经不调等。

还有的丰胸广告声称服用其产品后能把腿部、臀部的游离脂肪转移到胸部，既减肥又丰胸，一举两得，听上去很吸引人。人体中是存在游离脂肪，但是说可以通过吃保健品或吃药能把游离脂肪从某个地方转移到乳房，则没有任何科学根据，是非常荒唐的说法。

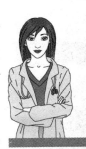

因此，服用或涂抹丰胸产品，不过是花钱买个心理安慰，甚至可能更糟糕，说不定会有什么毒副作用。明智的做法是远离这些产品。

相对来说，隆胸手术的操作较为简单，且易取得良好的效果，但这样也促使一些女性在"尝到甜头"后继续追求"再大一点"。其实这是错误的观念，每个女性朋友在考虑隆胸之前，都应该清楚了解自己的身体状况，不应该过分地追求丰满。不要被那些"大一点，再大一点"的愚蠢广告蛊惑，对"大"的单纯追求并不是一种良性的审美观。

乳房是女人是否健康、年轻、富有魅力的标志。理想的乳房具备两个要素，即健康正常又符合人体审美标准。

所谓健康，指的是乳房无组织学病变。所谓正常，指的是乳房处在解剖学的正常位置。

女性的乳房位于前胸壁，附着于胸大肌筋膜表面。多数女性的乳房上界位于第 2 肋间，下界位于第 7 肋间，内至胸骨缘，外至腋前线。

人的乳房会受到年龄、发育程度、营养状况、遗传等多种因素的影响，不同种族、不同个体之间的乳房差异非常明显，就人体审美标准而论，理想的乳房取决于两个基本条件：一是乳房侧突（乳房外侧缘的突度）的大小；二是两乳间的距离（乳沟）。

凡事都有"度"，像这样对胸部一隆再隆的情况对身体的伤害是极大的。对乳房功能的过度开发，导致乳房最基本也最重要的哺育功能慢慢被淡化。

东方女性由身材本来就比西方人娇小，所以相应地胸围的平均值也比西方女性要略小一号，这也是由于饮食结构、乳腺腺体表面对雌激素刺激的反应不敏感等内外多种原因造成的。理想乳房的大小应该与身高、胸廓宽度、突度相和谐，并且两侧对称，而不是一味地大。

拥有完美胸型的愿望本无可厚非，但若盲目求大，长此下去，恐反成负担。

超过身材比例的假体会让你感到很不舒服，走路也不自然，弯腰驼背；连拾起掉在地上的文件这样的小动作都不敢做，生怕放上去的那两个东西乱动。夏天的时候更要注意，因为太大的假体放进去的时候开口也相对较大，愈合不好很容易露出隆胸的"马脚"……这种"超负荷"的美丽，你还能否承受得住呢？

除此之外，超大的假体还很容易下垂，因为假体毕竟不是肌肉，合适的假体在胸部肌肉承受范围之内可以被托起，但如果超过一定的标准，地球引力就战胜了肌肉的承托力。

甚至有时，除了这些看起来的不适，还会有来自病痛的折磨。

首先，胸部的皮肤量和宽度是有限的，超大假体植入皮下必然造成皮肤超极限的张力，导致胸廓受压，呼吸时不能充分向外扩张，出现窘迫感，甚至呼吸困难；其次，假体体积过大和体重下垂的长期作用会增加肩部的负担，出现肩周炎、颈椎病等；最后，过大假体由于体重作用极易发生术后变性，二次手术在所难免。总之，切记丰胸莫过度，过犹则不及。

假如去的不是正规医院，用的不是合格硅胶，而是劣质硅胶，还很有可能发生危险当假体渗透或者爆裂，这些也都会对身体造成不小的伤害。

硅胶渗透，是指硅胶假体的小分子流出，引发假体周围组织出现异常。外在的表现，可能会出现乳房增大或缩小、身体出现炎症等。门诊上就有这样的患者，开始是淋巴组织患了炎症，检查下来才发现，是硅胶假体渗透导致的。劣质假体给患者带来感染的病例并不少见。

硅胶爆裂，通常是胸部受到外力后发生破裂，内容物扩散到身体其他脏器中。有的患者乳房刚"挺拔"起来没多久，两侧乳房就不一样了，一边大一边小，去医院检查，发现是乳房上的硅胶假体破了。

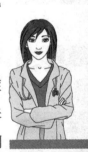

除了爆裂、渗透以外，硅胶假体超期使用所带来的危险也不小。

虽然硅胶假体只有消毒有效期的规定，没有明确使用期限，但硅胶本身也会老化。从患者身上取出的硅胶假体，颜色发黄，有油腻感，不像新的那样光滑。而且在身体里放了10来年后，它的耐压性、透明度都有变化，如果遇到外力，更容易出现渗透或爆裂。

硅胶隆胸，并不是一劳永逸的事，即使是质量合格的进口硅胶，至少也应在10年左右更换，如果是质量差的，更换时间应该更短。所以，硅胶作为乳房填充物，并非如人们想象的那样安全持久。

胸越大越好吗？相信大家现在已经很了解了吧，丰胸要适度，我们在追求完美的时候切不可盲目。只有适合自己的胸部，才会让身材更加玲珑有致。

滥用美容保健品，可能让你患上乳腺癌

现代社会，随着人们健康意识的增强，大家都有了较强的保健意识，很多女性会选择吃保健品，希望可以让自己的身体更加健康，同时也更年轻漂亮。

当一位医生向患者询问年龄的时候，患者说到自己51岁，医生瞬间惊讶地瞪大了双眼。"51岁？"医生很难相信，眼前这个看上去才30岁的患者，年龄竟然这么大了。不过，这位保养得很好，且经常吃昂贵补品的患者，最终被确诊为乳腺癌。

和许多疾病一样，目前医学界还无法找到引发乳腺癌的真正原因。不过，根据临床经验，还是找到了一些高危因素。其中，最值得注意的是雌激素的过度滥用。

在所有的乳腺癌患者当中，像这位女士一样，长期用激素类补品的不在少数，一问起来不是吃这个就是吃那个。

王女士有一段美满的婚姻，她和丈夫十分相爱。但在岁月的冲击之下，多愁善感的她不禁有些担忧，如果有一天自己变得人老珠黄，丈夫还会将自己如视珍宝吗？处于未来的惶恐之中的王女士从朋友那里得知了保持青春美貌，推迟更年期到来的方法——服用一些含激素较多的食物和保健品。

但在两年后的一天，王女士在做检查的时候却意外地发现自己患上了乳腺癌。

虽然每个女性都希望青春美丽永驻，但推迟停经期是不可取的。服用激素保健品和使用激素化妆品是导致乳腺癌发生的一个普遍性原因。为了推迟绝经期，在没有医生的专业指导下服用激素药物，是有很大风险的。

另外，激素保健品不是想吃就能吃的，不仅要在评估自己的身体状况下服用，还要在医生的指导下服用。一般来说，如果身体没有什么特殊情况，最好不要服用这些激素保健品。在饮食方面也不应该单方面地选择含有激素的食物来替代。为了避免不必要的伤害，每一个女性都应该怀着平和的心态来面对绝经期。

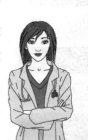

另外，还有一些女性吃保健品是因为在进入更年期后出现失眠、精神紧张等症状，一出现，就慌了，而亲朋好友出于关心的目的，也往往把保健品当作礼品送给她们。她们就当作宝贝来吃，殊不知，这里面弄不好就会"好心办坏事""花钱买罪受"。

大多数保健品中都含有比较多的雌激素，雌激素是一把"双刃剑"，确能延长女性的"青春期"，但同时带来了乳腺导管上皮细胞增生，甚至癌变。乳房是生殖器官，对体内的激素很敏感，体内的雌激素过高，或者人体长期处于较高的雌性激素中，都可能会引发乳腺癌。

早年美国曾大范围用雌激素作为更年期综合征的替代治疗，效果很好，但不久后发现女性患乳腺癌的增长速度非常快；2003年后，美国停止了这种替代治疗方式，乳腺癌发病的增长速度随后减慢。就是这个血的教训，让医学界认识到雌激素不能乱用，否则代价很大。

所以大家千万不要轻信广告，选择保健品也要因人而异，能不吃的，尽量别吃，一定要吃，也要弄清楚其中的成分，自己没把握的，多问问医生，在医生的指导下服用，自己想当然地乱吃，当心后悔莫及。

除了保健品，化妆品往往也含有雌激素成分，但是成分表中却不会标明，有一个简单的辨别方法就是，往往效果越快越明显的化妆品和保养品中的有害成分越多。

很多女性每天会使用12种以上的化妆品，而通过化妆她们可能把多达175种不同的化学成分抹到自己的脸上。大多数化妆品都含有令人难以置信的多种化学成分，其中很多化学成分都与不同的健康问题有关，例如一些有害的化学成分可能导致消费者患上癌症、激素紊乱以及皮肤过敏等疾病。有些化妆品短期内能迅速美容、嫩白肌肤，其实含有激素或其他不安全的成分，久而久之皮肤反而变差，停用后会有严重反应。

据调查，有一种叫邻苯二甲酸酯的化学成分，在人体和动物体内发挥着类似雌性激素的作用，可干扰内分泌。在化妆品中，指甲

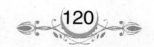

油的邻苯二甲酸酯含量最高，很多化妆品的芳香成分也含有该物质。化妆品中的这种物质会通过女性的呼吸系统和皮肤进入体内，如果过多使用，会增加女性患乳腺癌的概率。有报道说，在西方，那些长期从事美容行业的女性，乳腺癌发病率就明显比其他行业的人员高。

大多数爱美的女性每天早晨出门前都会在镜子前仔细地化妆，这时心里想的就是让自己变得更漂亮，但在把化妆品往脸上抹之前，女性们应该好好想一个问题，就是这化妆品有可能带来严重的健康问题。

还有，伴随着SPA的流行，精油越来越为爱美女性所熟悉。玫瑰精油、水果精油、鲜花精油、林林总总的芳香精油让人眼花缭乱。然而，很多人并不了解，其实，精油其实也是一种危险系数颇高的化妆品。植物精油素有"植物激素"之称，其中许多精油的小分子物质结构类似人体激素，使用后可提高人体内的激素水平。

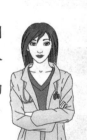

偶尔使用精油不会对身体造成直接伤害，但长期大剂量使用则会提高体内雌激素水平，影响乳房健康。乳腺癌的发生与人体内分泌失调有莫大关系，在各种内分泌因素中，雌激素水平是最重要的指标，雌激素水平绝对或相对地升高会增加罹患乳腺癌的风险。

女人是天生的尤物，追求美本无可厚非，但倘若因盲目无度地滥用各种保健品和化妆品而导致健康出问题时，那就要停下来好好思考一番了。美要适可而止，让别人赏心悦目固然重要，但不能以健康甚至生命为代价来换取。

❀ 温柔如水的女子渐渐变成"拼命三娘",乳房遭殃了

放眼职场,有这么一个被称作"强女"的群体。所谓巾帼不让须眉,殊不知娟相之身犹有硬朗之心,谁说女子不如男?她们工作雷厉风行、干劲儿十足,处处洋溢着光鲜的业绩,背后却暗藏着健康"冰山"。

最新调查显示,乳腺疾病好发于 25 ~ 50 岁,性情急躁、易怒或性格内向的女性。高收入、高学历职场女性的乳腺病发病率逐年上升。特别是乳腺癌,目前已成为危及女性生命的主要杀手之一。

在一家外企工作的张女士是公司有名的"拼命三郎",自我解嘲地说,作为一名"大龄剩女",整天"压力山大"。现在没想到乳腺病也趁机来"捣乱"。"我今年才 29 岁,连婚都还没结,怎么就得了这种病?"面对检查结果张女士难以相信。张女士称,几年前,她每次来月经前几天胸部就胀痛,检查确诊为乳腺增生,不过这几年没在意,继续拼命工作,最近疼得受不了才来到了医院。检查后医生说已经发展成癌前病变,需要赶快治疗。

像张女士这样的女性一般都是要强、能力也强,不服输,抗压能力亦不错,一心争强好胜。在如今这样的"爱拼才会赢"的文化氛围重压下,这些很优秀的女性,一方面争强好胜,另一方面压力很大。该年龄段的女性正处在事业起步阶段,家庭方面也正是迈入婚姻与培养下一代的时期,面对工作和家庭的双重压力,女性朋友们面临的精神压力可想而知,这些压力对于高学历女性尤为严重,但她们又往往习惯于压抑自我。她们的生活充满了压力与坎坷,自主神经功能与内分泌始终处于紊乱状态,雌激素分泌异常,可能表

现为不典型的月经紊乱。又加上晚婚少育，乳腺受到持续的刺激，却得不到婚育等的释放。因为养育孩子的过程，是个对雌激素大调整的过程，原来聚积起来的能量可以释放出来，特别是哺乳。

这些"大龄剩女"，若调节失衡，月经不调、乳腺疾病等就会不期而至。所以说，大部分女性的乳房疾病都属于肝气郁结引起的，也即心情、压力所致。

从中医角度来讲，乳房与经络的关系密切，足阳明胃经行贯乳中；足太阴脾经，络胃上膈，布于胸中；足厥阴肝经上膈，布胸胁绕乳头而行；足少阴肾经，上贯肝膈而与乳联。冲任两脉起于胞中，任脉循腹里，上关元至胸中；冲脉夹脐上行，至胸中而散。女子乳头属肝，乳房属胃。故乳房疾病与肝、胃二经及肾经、冲任二脉的关系最为密切。

肝为刚脏，喜条达而恶抑郁。肝起着调节情志的作用。如果经常"压力山大"或长期抑郁，就会导致肝气郁结，气机阻滞于乳房胃络，经脉阻塞不通，不通则痛，因而引起乳房疼痛；肝气郁久化热，热灼津液为痰，气滞痰凝血瘀即可形成乳房肿块，常常是会引起乳腺增生，甚至发生乳腺癌。

说到这里，视工作为生命的女强人们，处处要强不甘落后的女强人们，是不是该有所警惕了？究竟是继续要强还是要健康？所以试着适当放下一些压力吧，对你自己会更好。

当工作中承担的压力超出自己能力范围时要学会拒绝，不要把自己逼上绝境。喜乐的心乃是良药，压力来袭时，不妨多转换角度去思考，主动调整个人状态与外界环境相适应。试着去了解他人的感受，用自己的短处与别人的长处相比，这样就能获得全新的视角

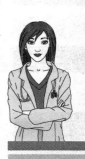

和感受，其实人最大的敌人是自己，生气、不愉快常常是由于自己心胸狭窄，自己和自己过不去，嫉妒别人比自己强，其实嫉妒是把双刃剑，不仅伤害别人，也对自己有害。要改变自己去适应环境，而不是期待周围环境和人改变来适应自己。当同事取得成绩时真心为她们高兴和祝福，很多不必要的冲突与争执就可以避免，不仅减少了许多烦恼，还可以赢得他人的尊重与爱戴。我们要善于管理、约束自己的心，不要轻易发怒，中医认为怒伤肝、肝气淤结、两肋胀痛，乳房和肝经有着密不可分的关系。"不可含怒到日落"，"攻克己心强于勇士攻城"，要保守自己的心，胜似保守一切。

一个聪明的女人还知道家庭是自己的主要战场，当家庭问题与工作发生冲突时应该把家庭放在首位。应该敬重、扶助、鼓励、体贴自己的丈夫，尽早解决夫妻间的矛盾。古人讲"夫妻义重""一日夫妻百日恩"，恩义就是夫妻之间的礼，你对我好，不离不弃，我对你也是一样好，不会负你。如此单纯，与容貌、金钱、权势没有任何关系，夫妻才能合乐。对子女的教育也是如此，天生我才必有用，不要对孩子要求太高，现在的孩子负担太重，太可怜了，"教养孩童使他走当行的道，就是到老也不偏离"。应该循循善诱，用温柔的心来引导、培育孩子，使他们成为身心健康、对社会有价值的人，不要期待孩子一定上清华、北大，不要同其他的孩子比，坚信上帝赐给你的孩子是最好的。一个会做一桌可口饭菜与家人共同分享的女性与一个 35 岁的单身女强人相比，患乳腺疾病的机会一定少很多。

善待自己，找机会与家人或朋友出去度度假放松放松，偶尔为自己买件新衣服，做做皮肤护理等来使自己的身体和心灵处于健康状态。多与自己的父母、兄弟姐妹沟通，打个电话或发个信息彼此问候，能够满足心理深层次的需求。也可以养成写日记的习惯，将自己的心情和感受写下来，用文字表现，宣泄不快，从而使人重新找到心理平衡的支点，也是使心情重新愉快起来的好方法。

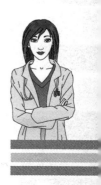

第 七 章

乳房需要"因时定养"，你做到了吗

从小到大，乳房是女性最好的朋友，它见证了一个从女孩到女人、从青涩到成熟的过程，它会随着时间的推移而发生变化。但不少人在青年少的时候不懂得或不好意思去关注自己的乳房，到年老后又不屑于关注，唯独中间时段比较在意，却更多的是在意它的美丽和挺拔，而非健康，致使乳房的健康问题一直让人很是担忧。事实上，乳房是需要一辈子呵护和保养的，不同年龄的女性，面对的乳房问题也各不相同，所有女性都应该学会"因时定养"自己的乳房。

青春期的乳房需要悉心照料

女性想要更好地保护自己的乳房，应该从青春期的时候开始着手，在这个阶段，做对的事比做其他事更重要，女孩们怎样做好乳房保健，才能使自己的乳房更丰满健康呢？

青春期是孩子身体发育的一个重要时期，在这个时候不管是生理还是心理都会发生变化。女孩进入青春期后，乳房明显发育，青春期的乳房发育是正常的生理现象，也是健美的标志之一，女孩渐渐表现出女性的丰满体态和曲线美。

但是很多女孩首次面对自己发育起来的乳房时，会有羞涩或者不习惯的心理，走路时不敢挺胸抬头，总是缩胸弯腰，甚至可能会采取束胸的做法，用带子、紧背心之类的东西把乳房紧紧地包束起来。

这种做法对健康十分不利。束胸会使胸部器官——心脏、肺部受到压迫、使肺部不能充分舒展扩张，还会限制胸廓的发育，影响胸廓的外形及胸腔的容积，从而使心肺的发育及功能受到影响，不利于有效地吸收充足的氧气，对身体的健康非常不利。

同时，束胸影响乳房发育，使乳腺发育受到限制，日后影响乳汁的分泌，并造成哺养困难。束胸还会把原来向外突出的乳头挤压得向里凹陷，形成乳头凹陷。乳头凹陷至少有两个坏处，一是容易导致细菌感染，二是影响今后的哺乳。

接下来就是如何正确佩戴胸罩的问题。胸罩不仅仅是一种装饰，更是女性必备的保健用品。

女孩们什么时候开始佩戴胸罩最好呢？由于乳房发育个体差别非常大，不好划定年龄，要根据乳房发育情况来判定，一般认为从乳房基本定型时开始戴合适，也有人提出，用软皮尺测量从乳房上底部经乳头到乳房下底部的距离，长度大于 16 厘米，就可以戴乳罩了。

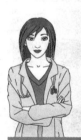

开始佩戴胸罩以后的女孩，要记住胸罩不能随便戴，这里有很多需要注意的细节，它们将会影响以后乳房的继续发育。

由于少女体型不同，乳房大小也各不相同，必须选择尺寸合适的胸罩，佩戴后要感到舒适而又无紧束感。还要根据身体发育成长中的胖瘦变化，随时更换胸罩。千万不要片面追求体型美而勉强戴不合适的胸罩。胸罩的质地要柔软吸汗。此外，女孩们还要做到勤洗勤换，保持清洁，晚上睡觉时记得一定要把胸罩取下来。

戴上适宜的乳罩可以使乳房得到支托，保证血液循环畅通，防止运动时乳房震荡不定，而且有防紫外线、防寒保暖的作用。

此外，以下几个方面的保健也不容忽视：

◉ 加强锻炼，做好胸部健美

主要是加强胸部的肌肉锻炼，如适当多做些扩胸运动或俯卧撑，扩胸健美操等。胸部体操可以增进乳房下的胸肌发育，而胸肌是支托乳房的基础，对于乳房较小的人，胸肌增大可以使乳房突起。

对于过胖的人，在胸肌增大的同时可以减少乳房中过多积聚的脂肪，增强其弹性，防止乳房下垂。应注意，运动的时候必须戴胸罩，否则运动乳房会不断摆动，容易造成乳房下垂。

◉ 避免外伤

在劳动和体育运动时。要注意保护乳房，避免撞击伤或挤压伤。乳房发育过程中，有时可出现轻微胀痛或痒感，不要用手捏挤或搔抓。

◉ 加强营养

乳房是身体的一部分，没有良好的体质就不会有丰满健美的乳房，因而要加强营养，锻炼身体，提高全身抵抗力摄取适度的蛋白质食物，能增强胸部的脂肪量，保持乳房丰满。青春期女性切不可片面地追求曲线美而盲目地节食、偏食。

◉ 注意保持正确的坐、立、行姿势

平常走路要抬头挺胸，收腹紧臀；坐姿也要挺胸端正，不要含胸驼背；睡眠时要采取仰卧或侧卧的姿势，不要俯卧。

◉ 多进行乳房的局部按摩

按摩可以促使乳房丰满。方法是天天晨起和临睡前，用双手自我按摩乳房 10 分钟，从乳房周围到乳头，最后提拉乳头 5 次。这是因为按摩能增进血液循环，能让神经系统加强活动，卵巢会分泌大量雌性激素和孕激素，促使乳腺发育。按摩的同时，适当增加营养可以增强按摩的效果。

◉ 防止滥用丰乳药物

有一些地方，不少医生为青春期乳房发育不良的女性口服或局部注射雌激素类药物，少数人用后会产生一些效果，但当药物间断后乳房又会恢复原状。多数人的激素水平是正常的，用药效果并不好，而且用药后均有不同程度的不良反应；用药量大或经常使用还会促使子宫肌瘤生长，甚至诱发子宫内膜癌或乳腺癌。

虽然我们在大力宣传青春期女孩的乳房保健知识上做了不少努力，但在孩子们的成长发育过程中，依然难免会有一些问题出现。

曾有一个女孩的妈妈向我咨询过关于孩子两侧乳房不一般大的问题，右侧的要比左侧的大一些。

这是一个比较常见的问题，不少女孩子都会有，这是因为正常的女孩子会出现一侧乳房发育比另一侧快，以致两侧乳房大小不太一致，这种情况通常会随着发育成熟而变得不明显。

不过，随着现在乳腺疾病越来越低龄化的出现，为了谨慎起见，最好是带孩子去医院乳腺专科检查一下，如果医生在检查中没有摸到乳房肿块，说明乳房不对称属于青春期的正常变异；如果医生在检查中发现乳房肿块，应注意肿块的部位、大小、质地、活动度。

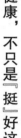
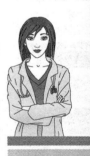

青春期发现的乳房肿块，大多数为良性的纤维瘤，恶性肿瘤非常罕见，但应密切观察肿块的变化情况，必要时给予手术治疗。

青春期是孩子们变化比较大的一个时期，孩子们普遍会有一种羞涩敏感的心理存在，对于自己身体的变化与家长沟通交流少，这时就要求我们做家长的对孩子要多加关注，耐心交流，并给予正确的指导，帮助她们健康而美丽地度过这个时期。

❀ 月经期也要护理好乳房

基本上只要是女性就一定经历过大姨妈来时的各种不舒服的感觉，身体的很多部位都会出现相应的病痛反应，乳房也不例外。乳房是女性最早开始衰老的部位之一，也最需精心呵护的，即使在月经期也一样不能忽略对它的精心照顾。

对于成年未孕的女性来说，由于垂体、肾上腺和卵巢的正常生理活动，使子宫内膜随月经周期的变化而呈增生和复原的变化，而乳房的腺体组织也随月经周期的变化而发生增生和复原的变化。

乳房的生理活动和月经的关系十分密切，它可分为经前增生期和经后复原期。

经前增生期是指月经来潮前几天，乳管扩张，上皮细胞肥大增多，乳管周围基质水肿，幼稚纤维增加，淋巴细胞浸润，乳房胀大并较硬，且有胀痛感，有时尚可触及结节，也有压痛感。

经后复原期是指月经开始后一周左右乳管末端和腺小叶退化复原，乳管变小，上皮细胞萎缩及脱落，管周纤维组织减少，淋巴细胞消失。

所以，很多女性常诉说月经前乳房发硬胀痛明显，月经来潮后乳房胀痛消失，觉得轻松。这种现象就是由于乳房组织结构和生理活动与月经周期有紧密联系的缘故。可以形象地比喻，月经来潮之前有如涨潮，乳房会胀痛；月经来潮之后有如退潮，乳房胀痛自然就会减轻或消失。有乳腺增生病的患者这一感觉特别明显。

月经前乳腺组织增生活跃，月经过后复原，不少女性在月经前1周左右，乳房胀痛不适就是这个道理，因此，月经期的乳房保养显得很重要。

在女性的月经期间，乳房是比较敏感的，很多女性会由于做剧烈的运动而加重乳房的疼痛感，因此，月经期间要尽量避免不必要的外伤和挤压。虽然剧烈的运动要不得，但也不能完全不做任何运动锻炼。我们可以选择做一些轻柔和缓的项目来进行锻炼，比如瑜伽对于女性而言就是一个非常好的项目。在此期间，我们可以选择一些合适的体位适当锻炼，比如猫式、牛面式、骆驼式等。在经期不要做一些太过剧烈的瑜伽动作或是倒立，一定要选择一些能帮助舒缓子宫的瑜伽动作，因为太过剧烈的瑜伽动作会加速子宫收缩而使经血不易排出或大量出血。

瑜伽是古印度出家人修行健身的一种方法，有着深厚的文化内涵和养生真谛。他们在大自然中修炼身心时，从观察生物中体悟到了不少大自然法则再从生物的生存法则，验证到人的身上，逐步去感应身体内部的微妙变化，于是人类懂得了和自己的身体对话，从而知道探索自己的身体，开始进行健康的维护和调理。经常坚持锻炼，骨正筋柔，气血畅通，不仅可以减少乳腺疾病，还可以帮助乳房变得坚挺，丰满，对女性保养很有益处。

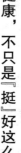

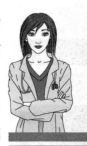

除了适当运动外，还可以对胸部做一些按摩。在生理周期内适当按摩可以促进血液循环以及淋巴循环，它能够有效地缓解生理期出现的紧张度，有助于消除部分组织炎症。具体的按摩手法主要有以下几种：

● 揉、捏、拿法

以右手五指着力，抓起患侧乳房部，施以揉、捏手法，一抓一松，反复施术 10~15 次。左手轻轻将乳头揪动数次，以扩张乳头部的输乳管。

● 振荡法

以右手小鱼际部着力，从乳房肿结处，沿乳根向乳头方向作高速振荡推赶，反复 3~5 遍。局部出现有微热感时，效果更佳。

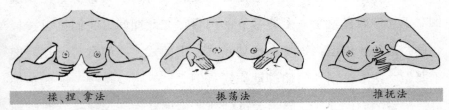

揉、捏、拿法　　　　　振荡法　　　　　推抚法

● 抚法

取坐位或侧卧位，充分暴露胸部。先在乳房上撒些滑石粉或涂上少许液状石蜡，然后双手全掌由乳房四周沿乳腺管轻轻向乳头方向推抚 50~100 次。

人体的乳房内分布着许许多多大小不等、长短不一的经络，如果能够经常地用这些运动和按摩打通经络的话，始终保持一种畅通的状态，乳房自然就会健康而美好。

在饮食上，经期宜采用低脂高纤的饮食，如食用谷类（全麦）、蔬菜及豆类的纤维。月经前1周内，远离辛辣刺激、生冷食物，以免激素过于活跃，加剧经期乳房胀痛。在月经后应该多补充蛋白质和胶质丰富的食物，譬如猪蹄或者鸡爪、鱼胶等，这些能被胸部很好地吸收，促进胸部的生长发育。同时血气两虚的女生也可以适量吃一些龙眼肉、荔枝肉等补益中气的食物。

很多女性不知道经期可不可以喝酸奶，其实经期是可以正常饮用酸奶的。不过不要从冰箱拿出来后直接喝，太冻会引起腹部不适，可以放在空气中到常温时再喝。当然也不要去加热，这样会杀死酸奶中大部分的益生菌。酸奶中含有丰富的蛋白质，能够有效供给胸部，促进胸部的新陈代谢。

另外，还要注意在月经期间适当地调节穿着的内衣胸罩，由于经期乳房会充血或者水肿，所以乳房会相应的比平常增大一点；保持愉快的心情，生理期的乳房肿痛一半是由于心情不好，肝气不舒引起的，所以要保持愉快的心情，愉快的心情可以让女性轻松地度过生理期。

乳房的保养，何时都不可怠慢，经期更是要注意的，经期对于我们胸部的塑性和发育也是很重要的，适当的运动、食补和按摩还会使我们的胸更加健康、丰满。

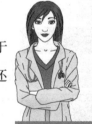

 妊娠期管好胎儿，更要管好乳房

"哎哟，乳房啥时变得这么大了？""乳房怎么一碰就疼，是发炎了吗？"经常听到一些怀孕不久的准妈妈有诸如此类的感叹和疑惑。其实这是乳房悄悄地在为你未来喂养宝宝作准备，虽然给你带来了暂时的不适和烦恼，可这是造物主赋予女性的神圣使命。当然，也是在提醒你强化乳房养护的时候到了。

乳房对于一个备孕期间的准妈妈来说已经不仅仅是美不美的问题了，而是事关未来宝宝的健康，因为这是你未来宝宝的天然绿色的食堂。

怀孕期间准妈们的乳房会发生不小的变化，而且不同的阶段变化也不甚相同。相信准妈们一定很想知道在不同的时期乳房都会产生怎样的变化才是正常、健康的，而对于乳房不同的变化，又该怎样保护。

自受精卵着床，并在子宫内开始成长的时候，雌性激素和孕激素就开始大量增加。对于乳房来说，一切的变化就开始了：乳汁的制造和输送组织立即蓬勃地发育起来。

刚刚怀孕的时候不会一下有什么明显的感觉，但体内的变化很快就会让你有反应。不少女性会有乳房沉重、疼痛以及发紧的感觉——这是怀孕的第一个信号。有些人感觉像是月经来前的乳房疼，但是要比之更剧烈。

这个时候没有什么特别需要做的，只要测试一下你是否怀孕了就好了。冷敷的方法或许可以帮助你缓解乳房的疼痛和紧张感。

随着妊娠期的增长，乳头会变得更加坚挺和敏感。乳晕逐渐扩大，颜色变深。乳晕上环绕的小丘疹样突起会更加突出。这个丘疹样突起是乳晕腺，也叫蒙哥马利腺体，它负责分泌一种油性的抗菌物质，对于乳头起到清洁、润滑和保护的作用。整个乳房会涨大，表面皮肤的纹理也会更加明显。乳房的发紧、沉重以及丰满感，依然会比较显著。

这个时候你就该为自己去买上两个尺码大一点的乳罩的了。在整个孕期，两侧的乳房会分别增重大约 900 克，合适罩杯的乳罩能够帮助你保护乳房的健康。需要注意的是，千万不要买小了，否则它会限制乳腺组织的正常发育，影响今后的哺乳。也不要因为经济节省而索性买一个更大尺码的，为了日后乳房再增大还可以使用，这样不合适的乳罩根本起不到托起沉重的乳房、保护腺体舒适生长的作用。最好是到一家专业的内衣店，根据自己实际的尺码来购买让乳房舒服的乳罩。这样的钱，花的是值得的。

此外，还要注意所买乳罩的面料和触感，以透气性较好、皮肤触感柔软的棉布质地为最佳选择。孕后期乳头十分敏感，不够柔软的乳罩会压迫乳腺、乳头，或者造成发炎现象。

进入妊娠中期，乳晕颜色会加深，变黑，乳晕腺更加突出，乳房继续增大，表皮的纹理更加清晰。由于雌性激素水平上升的作用，乳头的敏感度也会增加。由于乳房的增大，妊娠纹可能会出现。稻草颜色的初乳在这个时候也有可能会渗出，当然，更晚一些时候渗出的情形更多见一些。

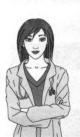

这个时候要注意如果热水浴后会引起初乳渗出，那么就避免使用肥皂以及过度清洗，因为它们会使你的皮肤干燥，而且也是没必要用的，因为乳晕腺会帮助你清洁乳头。你可以用温水稍稍涂抹清洁一下渗出的乳汁，然后轻轻地抚摸乳头，让它暴露在空气中自然晾干。如果乳头结痂难以除掉，可以先涂抹一些植物油，待结痂软化后再用清水清洗干净。同时经常擦洗乳头能增强乳头皮肤的韧性，预防产后乳头皮肤破裂。

如果你感到乳罩又小了的话，就要再次更换一个合适的，它对

于乳房的支撑，可以减少重力对于乳房韧带的牵拉。特别是当你做一些孕期运动的时候，如孕妇操、游泳、散步等，乳罩就更加必要了。

到了妊娠晚期，乳房的涨大，以及所有乳房外观和感觉的变化，都会更加明显地显现。即便是孕早期和中期乳房变化不很明显的准妈妈，在这个时期也会明显的发现乳房的改变。绝大多数人会出现初乳渗出的情形。

这个时期要做好哺乳的乳头保养工作。首先，每天用温水擦洗乳房，然后用热毛巾对清洁好的乳房进行热敷，可以软化因乳腺增大出现的肿块，并能使接下来的乳房按摩达到更好的效果。按摩的时候，用双手手掌在乳房周围轻轻按摩 1～3 分钟，然后用五个手指轻轻抓揉乳房 10～20 次。每天坚持按摩能保证乳腺管畅通，促进乳房发育。最后，用温和的润肤乳液对清洗干净并按摩完毕的乳房再进行一次按摩，重点是乳头，用两三个手指捏住乳头然后轻捻，手指要沾满乳液，充分滋润乳头皮肤，可以使乳头皮肤变得强韧，避免哺乳时容易皲裂。但要避免刺激过度引起宫缩。

还有值得提醒的是，部分女性乳头内陷，日后宝宝含不住，无法吸乳，有造成哺育困难之虞，应从孕 7 个月起就给予矫正。乳头扁平虽不至于像乳头凹陷那样，但比一般的乳头显得短一些平一些，小宝宝不容易吸住。防范的办法是及时更新内衣，选穿合身且留有乳头空间的文胸，避免压迫乳房而妨碍乳头的正常发育。

在妊娠期间，如果发现乳房有急性红肿热痛、血丝性乳头分泌、乳头龟裂及皮肤溃疡等症状，应该立即就医确诊。妊娠中的乳房疾病不可轻视。

乳房是怀孕期间非常需要重视与保护的部分，正确的保养措施不仅能够帮助准妈们在产后恢复身材、自信与美丽，更能为宝宝提供充足的母乳，促进宝宝而更健康地成长。相信通过对本文的阅读，准妈们都能够学到最好的乳房护理方法。

 ## 哺乳期一定要坚持母乳喂养

有人说："我不能坏了我的身材，让孩子吃奶粉吧。"

爱美之心人皆有之，不少新妈妈为了保持身材拒绝母乳喂养。其实，母乳喂养可以促进母亲子宫的收缩，防止产后出血，可以恢复母亲的体型，减少乳腺癌和卵巢癌的风险。

有人说："我要很快上班，没时间母乳喂养。"

现代女性不能还像以前一样做家庭主妇，要出去工作，只有这样才能与外界时刻保持交流，不会落伍。其实，作为一个母亲，有什么事情能和孩子一生的健康相比？又有什么事情能和孩子一生的幸福相比？给孩子喂奶的这段时间，对母亲的一生来说很短，但对孩子来说错过了将是终生无法弥补的遗憾。

有人说："我也想母乳喂养，可是奶水不够。"

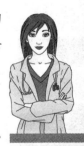

初为人母，本以为可以开心地看着孩子畅快地吮吸自己的乳汁，但理想很丰满，现实很骨感，乳汁没出多少就似乎已成了无源之水，怎么挤都挤不出来。其实，孩子刚出生时胃很小，只要一点就可以吃饱，几天后逐渐长大。因此母乳在最开始的几天只有少量的初乳，这足够孩子吃了，慢慢地，孩子食量大了，乳汁也会分泌得多起来。别太过担心，每一种哺乳动物产生的独特乳汁都能够满足子代在初生时的营养要求。

"民以食为天"，对于宝宝而言，最好的食物来源就是母乳。母乳中含有易于婴儿消化吸收的脂肪、蛋白质、乳糖、维生素和矿物质等营养成分。这些营养成分完全适合 4~6 个月内的婴儿的需要，不需要添加任何其他食物、水和饮料。这些乳汁专为孩子量身定做，如血液般重要，具有足以保证后代在各种环境中生存的特性，可以大大地降低孩子的发病率。

另外，母乳喂养既是一次喂食经过，同时还是一次母亲与孩子的交流。母乳喂养无形中创造了一个启蒙环境：母亲与孩子目光的交流、说话、笑容和触摸，都对孩子的眼、耳、鼻、舌、身的发育成长有着莫大的好处。

所以，不需要任何借口，不需要任何原因，一定要坚持母乳喂养。

虽然我们在大力倡导母乳喂养，但这并不意味着它是一件轻而易举的事情。对于新妈妈来说，如果乳房保养不当的话，一方面影响宝宝的奶水质量，另一方面会影响到乳房的健康及美观。那么哺乳期该如何进行乳房保养呢？

首先，很多新妈妈在分娩后为了能让宝宝吃到奶，很着急地喝了下奶汤或是一些催奶的药，其实产后下奶汤不宜过早喝，如果过早用下奶的汤，虽然增加了乳汁的分泌，可是后面乳汁增加得太多势必会造成乳汁的淤积，新妈妈很容易得乳腺炎，还会产后发热。

一般情况下，新妈妈在开奶 3~4 天后开始喝下奶汤。应该尽量让宝宝早点吮吸乳头，没奶也要吸，每个乳房各吸 15 分钟。用吸奶器帮忙吸也行，总之没有奶水之前不能喝荤汤。

有了奶水，要保证宝宝足够的哺乳次数，除了白天，还应注意夜间喂养。夜间泌乳素的产生是白天的 50 倍。通过频繁的乳头刺激，既有利于反射地引起子宫收缩，减少出血，又有利于泌乳系统分泌更多的泌乳素，有利于增加乳汁，妈妈康复。

其次，为了保证孩子能更好地吃到妈妈的奶和妈妈乳房的健康，正确的母乳喂养姿势很重要。

喂奶时，孩子的头和身体呈一条直线，孩子的脸对着乳房，他的鼻子对着乳头，母亲抱着孩子贴近她自己，新生儿的母亲不只是托他的头及肩部还应托着他的臀部。假如孩子头是扭曲的或歪的，就不能轻松地吸吮和吞咽。母亲容易将孩子抱得过高，孩子的嘴对着母亲的腋下，孩子不能正确含接乳房，只有婴儿的鼻子对着乳头，母亲才能很容易地将乳头放在孩子的嘴里。只有将孩子抱紧，含接姿势才能正确，孩子才能含住大部分乳晕。这点对新生儿很重要，是为了确保新生儿的安全。

喂奶时，母亲用食指支撑着乳房基底部，靠在乳房下的胸壁上，大拇指放在乳房的上方，两个手指可以轻压乳房改善乳房形态，使孩子容易含接。注意托乳房的手不要在太靠近乳头。母亲用 C 字形的手法托起乳房，用乳头刺激孩子的口周围，使孩子建立觅食反射，当孩子的口张到足够大时将乳头及大部分乳晕含在新生儿嘴中。这时孩子嘴张得很大，下唇向外翻，舌头呈勺状环绕乳晕，面颊鼓起呈圆形，婴儿口腔上方有更多的乳晕，慢而深地吸吮，有时突然暂停，能看或听到吞咽声。

另外，妈妈要记得两侧乳房要进行交替哺乳。

有的产妇一侧奶水会偏多，一侧会比较少，所以很多产妇经常就只让婴儿吸奶水多的那一侧乳房，这其实是不好的。最好是给婴儿定期哺乳，每次不超过 20 分钟，然后 5 分钟就换一侧乳房，尽量让婴儿将两侧乳房的乳汁轮流吃完，可以保持两侧乳房大小对称。

最后，我们要提的是乳头的保护。我们常说："使出吃奶的劲儿。"这足以说明孩子吃奶很费力气，所以，婴儿在吸奶的时候可能会因为力气比较大咬破妈妈的乳头，也有时候婴儿吃吃停停，会含着乳头睡觉，这样都很容易导致乳头受伤，发生皲裂。

所以产妇一定要注意保护好自己的乳头，如果发现乳头出现红肿，破裂，疼痛等应该先暂停喂奶，可以先用吸奶器把奶水吸出来给宝宝喝，等到乳头恢复了再继续喂奶。另外，也要让婴儿在一开始就养成吃奶的好习惯，就好像该吃饭的时候吃饭，该睡觉的时候睡觉，吃奶一般 30 分钟就够了。

世界上没有一笔投资能与母乳相比，母乳代用品同样无法代替母乳。我们生儿育女是希望他们健康地伴随我们一生，是希望他们幸福快乐地生活而不被病魔所折磨。母乳喂养将给孩子的健康奠定最好的基础。

断奶期，顺利断奶是妈妈的必修课

母乳是宝宝最好的食物。但随着宝宝一天天长大，身体对各种营养素的需要越来越大，母乳的量及其所含的成分已不能满足宝宝生长发育的需要，断奶也是必然的事。只是，断奶不像说说那么简单。几个月断奶最好？断奶后乳房突然缩水怎么办？孩子虽然不吃了，但乳汁仍然滴答不断又怎么办？诸如此类的问题会让妈妈们困扰不已。

　　妈妈一般给宝宝哺乳8个月到1岁，最晚可到1岁半，这一时间段里断奶比较合适。对于职业女性来说，哺乳到宝宝1岁左右是最好的。在断奶期间，妈妈要对宝宝格外关心和照料，并多花一些时间来陪伴他们，抚慰宝宝的不安情绪，切忌为了快速断奶躲出去，将宝宝交给别人喂养。

　　断奶后的妈妈最容易出现两个问题，一个是妈妈顺利断奶后乳房严重"缩水"，比原来变小了；另一个问题就是断奶本来就断得比较辛苦，更糟糕的是断奶后还出现了乳房疾病。

　　先说第一个问题。

　　很多新手妈妈们都没有经验，哺乳期内见到原本小号的乳房变得又大又挺，心里乐开了花，但是等到孩子停了奶，却发现乳房又会慢慢变回原样，甚至还会比之前的罩杯更小，于是又是伤心又是疑惑，为什么断奶后胸部缩水这么多呢？

　　乳房主要由腺体、导管、脂肪组织和皮肤、少量纤维素等构成。妈妈们妊娠期及产褥期由于大量的雌孕激素作用，使乳腺管增生，腺泡增多，脂肪含量增加，乳房丰满。而一旦断奶，激素水平下降，乳腺腺体慢慢地处于沉寂状态，腺体开始萎缩，腺泡塌陷、消失，结缔组织重新取代脂肪组织，乳房萎缩变小失去弹性。

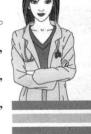

　　另外，大多数妇女哺乳期身体消耗较大，带孩子又辛苦，营养吸收跟不上，使体内储备的脂肪大量消耗，乳房脂肪大量流失，形体消瘦，再加上不注意哺乳期乳房保健，便造成乳房缩小。

　　所以，为了防止断奶后乳房缩小，妈妈们在平时一定要多加注意。

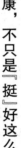

第一，断奶的时候一定不要通过吃退奶药、打退奶针进行断奶，这样会造成乳房急速收缩，导致乳房萎缩、塌陷，皮肤松弛，失去弹性。要断奶的时候，可以用抑制乳汁分泌的食物：如韭菜、麦芽水、人参等，采取逐渐断奶的方式更好。

第二，无论什么时候，都要适当地多做一些健胸操，运动有助于锻炼胸大肌，让胸部看起来更加坚挺丰满。我们经常会发现爱运动的女性，断奶后很少出现乳腺下垂，这就是得益于平时锻炼，胸大肌发达的结果。坚持做俯卧撑、扩胸运动，使胸部的肌肉发达有力，对乳房的支撑作用增强，这样不仅能防止乳房下垂，对防止驼背、健美体型都大有好处。

第三，就是要坚持按摩，按摩还能很好地加速血液循环，有助于乳房健康，丰满。按摩时妈妈们还可以自己学习一些有助于乳房丰满的提拉手法，比如从四周慢慢往中间推之类的手法，可以将散开的脂肪慢慢聚集到一起，让乳房更丰满。

第四，沐浴的时候，可以使用花洒对乳房进行冷热水交替喷洒，有助于提高胸部皮肤的张力，促进乳房血液循环。喷洒的时候，要从下往上冲，这样也有助于防止乳房下垂。

第五，值得提醒的是，切勿节食减肥。由于在怀孕及哺乳的时候，体内囤积了大量的脂肪，生产后许多妈妈为了迅速恢复身材，选择节食减肥，但是节食会让乳房缩小，而且营养供给不足。一般产后的体形恢复需要1年左右的时间，所以不能采取节食减肥这样的方法，应该采取一些健康减肥的方法循序渐进地进行。

第二个问题是妈妈断奶后一定要及时排出奶水，如果奶水没被排出来而是被憋在身体里，很容易憋出病来。

举个例子，作为职业经理的陈女士，由于工作原因，生了个可爱的小宝宝后无法完成哺乳的全过程，只在家休了一个月的产假就上班了。刚上班的时候，奶水胀得整个乳房极不舒服，又没有那么多的时间去挤出乳汁，最后硬是将乳汁给逼了回去，算是紧急完成了断奶。

可是两年后，这位陈女士开始出现乳腺炎症状，这与她那次哺乳不完全和被迫断奶有很大的关系。

俗话说，"流水不腐，户枢不蠹"，如果乳汁发生淤积，那么稍有细菌入侵，就容易导致乳腺病变。

断奶后，如果奶水也能顺利地排出，首先是乳腺管畅通了，恢复乳腺管正常的工作，输送营养和排出毒素，进而整个乳腺组织处于一个正常的状态，激活乳腺细胞，使乳房有全新的活力状态，细胞得到滋养后，乳房吸附脂肪的能力就会增强，这样妈妈会有丰满和美丽健康的体现。

相反，如果断奶后没有及时排出奶水，就很容易伤害到自己的身体。因为残留在体内的奶水经过一段时间后会变质，可能形成脓水，甚至血脓、黑水。长期存在乳腺管内，会导致乳腺管萎缩、老化，使乳房组织失去活力，处于病变状态。

当乳房发生病变，乳头就可能会有分泌物排出，如脓水、褐色的样水、血脓、黑水等，当排出这样的溢液时一定要引起注意，因为这样的症状是乳癌的前期征兆，另一种是膏体，如黄色、咖啡色、黑色，这些症状癌变的概率更高。

当毒素堆积过多，还会出现乳晕上起疙瘩，甚至乳头内陷，其中乳头内陷就是乳腺癌的信号。

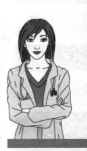

所以，如果断奶后没有把奶水排干净，可能短时间内妈妈没有感觉到任何不适，但是年复一年，积液一直没有得到很好地处理，就会演变成疑难杂症，甚至会失去乳房。

乳房不仅是哺育宝宝的重要器官，它的健康更关乎女性的幸福，在完成哺乳的任务之后，应该按部就班，从各方面应对乳房保健问题。

老年期要防癌，切莫忽视对乳房的保健

人过中年，皱纹就在不知不觉中爬上额头，白发也在一朝一夕中出现，皮肤更是一天比一天松弛，最能体现女性美的乳房也渐渐松弛下垂了。

很多老年女性都不像年轻或中年女性那样关注乳房，一般老年女性认为，人老了，乳房渐渐萎缩，也已经基本完成了它一生的任务，所以就任其自然，放松了对预防乳房疾病的警惕，即使发现乳房有结节，可能也不会在意，只有痛的时候才会就医。其实，这是一个错误的认识。不痛的结节更可怕，如果摸到硬实、位置和形状固定、边界不规则的硬块且进行增大时，则需要提高警惕，很可能是乳腺癌。

女性一般从 45～52 岁便进入更年期，月经从逐渐不规律到停止。由于卵巢功能的衰退，体内雌激素水平下降，乳房内部的结构也随之发生了相应的退行性改变，整个内分泌功能处于紊乱阶段。虽然乳房的外形可因脂肪的沉积仍显肥大，但其内部腺体的结构却普遍缩小，腺小叶和末端乳管有明显的萎缩或消失，乳腺管周围的

纤维组织增加且致密。乳腺腺体萎缩的程度往往与分娩次数有关，分娩次数越多，则萎缩程度越重，而分娩次数少或未育的部分人，乳腺末端乳管不仅不萎缩，反而增生，腺泡呈囊样扩张，腺管上皮化生，这种情况下，乳腺癌的发生率较高。

由于更年期内分泌功能的失调，卵巢功能规律性周期变化消失，常常导致各种乳房疾病的发生。

所以，正是由于进入了老年期，才应该更加注意乳房的保健。老年妇女的乳房保健及防癌意识应该更强，任务更重。如何呵护好这个时段的乳房，做好乳房保健是十分重要的。

1. 注意饮食调节，避免摄入脂肪含量高的肉类食品和动物内脏，防止进行性肥胖，饮食上可搭配五谷杂粮，粗纤维类食物，多选择鱼、豆制品等。一些证据显示，含维生素 A 或者是维生素 C 比较高的食物，有助于降低乳腺癌发生的风险。这些往往储存在我们经常吃的蔬菜里面，像芥蓝、西兰花、胡萝卜等，都是含维生素 A、维生素 C 及维生素 E 很高的食物。

2. 要做到生活规律、情绪稳定，保持一个轻松、健康的心态。进行必要的适量的身体锻炼，如太极拳、老人健身操等，适当的户外活动及老年人的社交活动，可避免孤独、忧郁的不良情绪。

3. 坚持自查，注意自己的乳房有无疼痛、肿块、溢液等异常现象，外形有无异常变化。若发现可疑肿块、乳痛、乳头溢液或乳头凹陷等，应及早就诊明确诊断，尤其是乳房肥大的妇女，应每半年专科体检一次，如考虑有肿瘤的可能，应首选钼靶 X 线片，能较好地反映这个时期的乳腺内部结构，若有肿瘤易被发现。

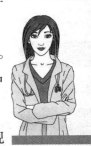

4. 对乳房疾病要积极治疗，有些良性肿瘤宜早期手术治疗，以免癌变。

5. 要根据身体情况选择老年保健品，最好有医生指导。此时期卵巢功能虽然退化，但肾上腺、脂肪等仍可分泌一定量的雌激素，故不可盲目地服用保健品，以免刺激乳房残留腺体增生样改变，出现胀痛、结节等症状。

6. 应重视糖尿病、心脏病、高血压等老年性疾病的综合防治及整体调理。

7. 另外，需提醒注意的是，老年妇女应谨慎服用激素替代剂，如果服用则必须在医生的指导监控下进行。

在前面几节，我们都谈到了文胸的穿戴，在这里，对于老年女性，我们需不需要再继续谈该如何正确地穿戴文胸呢？

有很多上了年纪的老年女性认为，戴文胸是年轻人的事，现在人老了，也不需要再追求乳房美观了，戴文胸就没有必要了。

这种想法和做法其实是错误的，上了年纪的女性也应该坚持戴文胸。

倘若你在日本待的时间够长，就会发现一个有趣的现象——日本女性从发育开始一直到去世，都会坚持穿文胸。别以为日本老年女性只是讲究形象，了解过之后，你就知道日本老年女性戴文胸更多的是为了健康原因。

戴文胸并不只是为了美。因为女性乳房内不含大束的肌肉，也无任何骨骼架构，需要戴文胸作为支托，以免行动，特别是剧烈运动时，因来回晃动牵拉而造成走形和血液循环不良，甚至乳腺疾病。

老年女性，尤其是哺乳过的女性，往往胸部肌肉松弛，会导致身体前倾，容易产生驼背，从而压迫肺部，造成气喘不匀。乳房过于下垂，还会引起胸廓下降，造成胃下垂，压迫肠道，影响老人的胃口。正因为这样，日本医生大力呼吁女性终身戴文胸。

如今人们的寿命在延长，很多六七十岁的女性还很健康，会照顾家人，会出去健身、旅游，活动范围很大，因此文胸不宜过早摘下。尤其是戴文胸对老年女性心理能产生良性影响，让她们充满自信，也利于身体健康。

老年人选取文胸，通常以样式简洁、质地柔软、薄厚适宜、吸湿透气、方便穿戴、且不带硬钢圈式底托的纯棉文胸为宜。为照顾老年人手脚不够灵便的特点，老年专用文胸还应在胸前系扣，最好是按扣。夜间要取下文胸，使乳房和胸、背部肌肉放松，保证血液循环通畅。

现代社会，随着生活水平的提高，物质文化生活的丰富，很多老年女性虽然早已绝经，但她们仍然焕发着青春活力，性格开朗，心身健康，但愿更多的老年女性能够像她们一样健康快乐地度过晚年。

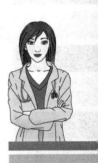

第 八 章

赶快行动,呵护乳房不要等

谈到呵护保养,不少人会说等我有时间了再做,尤其是整天埋没在工作或者家务中的女性更是如此。世间万般事都可以等,唯独健康和生命不可以。无论如何每天都要拿出一点时间来关注一下你乳房的健康,给它健康的饮食,合理的运动,恰当的照顾。乳房对于每一个女人都是一样的重要,她象征着女人的阴柔,更是母性无条件爱的标志,我们当然要好好维护她的健康,从今天起就赶快行动起来吧!

花生配猪蹄,丰胸美容一举两得

"云想衣裳花想容,春风拂槛露华浓。"女人不仅希望自己如花般娇艳美丽,更是希望胸部丰满,身处紫禁城的皇后妃嫔们集万千宠爱于一身,更是注重这样内调外养。

清末的慈禧太后就经常用中药来实现"自然美"。慈禧说:"中国药都是以草根树皮做成的,而且我能从书上明明白白地查出什么病吃什么药,也知道御医开的方子对不对。"慈禧平日里所用的化妆品都是使用纯天然材料在宫内制作。胭脂是从北京西郊妙峰山的玫瑰园取回的玫瑰花捣制而成;口红则是用凤仙花在玉器皿中捣成碎末,裁成小块后在凤仙花汁中浸泡、晾干。她一直使用的"玉容散"

也是利用中药养容。这些都是天然的外用美容护肤品，更为特别的是太医为慈禧太后研制的美食"玉女补乳酥"，这款丰胸的佳品内服调养，更是深得慈禧的欢心。

现在，女性美容丰胸的途径更多了。就说饮食吧，餐桌上各式各样的菜肴非常多，可选择的余地也非常多，有些菜品就有美容丰胸的作用，其功效也绝不亚于"玉女补乳酥"。如果你去酒店用餐，那么不妨点上一道猪蹄花生汤，它就是一道非常好的美容丰胸汤。餐桌上有了它，一定深得女性的欢迎。

猪蹄又称蹄花、猪脚、猪手。汉代名医张仲景有一个"猪肤方"，就是缘于猪蹄有"和血脉，润肌肤"的作用。《随息居饮食谱》曰："填肾精而健腰脚，滋胃液以滑皮肤，长肌肉可愈漏疡；助血脉能充乳汁，较肉尤补。"可见它能细腻润滑肌肤，滋阴除皱，延缓皮肤衰老，也能补血。

其实，人们已经熟知常食猪蹄能有效改善皮肤，使皮肤更有弹性，消除皱纹，促进毛发、指甲的生长，有很多人也非常喜欢食用它。它对于四肢疲乏，抽筋麻木，消化道出血等患者均有一定的疗效。还有助于青少年的生长发育，减缓老年人骨质疏松的速度。

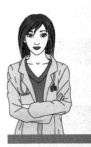

猪蹄花生汤，就是猪蹄与花生搭配，慈禧的"玉女补乳酥"之所以能丰胸，也是因为里面还含有花生。

中医认为，花生性味甘平，入肺脾经，能够益气、养血、和胃。可见花生也是抗老化，滋润肌肤的佳品。尤其是对于处于经期、孕期、产后和哺乳期的女性来说更应该常吃花生，特别是花生的红衣不要丢，它能养血、补血。在这些时期，女性失血和消耗营养较多，身体也较虚弱，非常适宜服用花生猪蹄汤。

花生猪蹄汤是送给女人最好的汤，二者搭配，能很好地补益身体，滋润肌肤，还可以促进胸部发育，正是很多女性梦寐以求的美容丰胸食疗方。常喝此汤，既能有细腻的皮肤，又能有傲人的"双峰"，真是一举两得的好菜肴。

不仅如此，它甚至还能缓和夫妻矛盾，据说一对夫妻因小事斗嘴，女方一赌气就回了娘家。男方想请女方回来，又不知怎么办，情急之下，想起妻子平时最爱喝的猪蹄花生汤，于是，精心煲制，煲好后，放在保温筒里送了去，女方见到自己喜爱的靓汤，怒气全消，两人和好如初。由此可见，此汤真是深得女人宠爱。

此汤虽好，也不要一次食用过多，要学会循序渐进地进行饮食调理，来为自己的美丽加分。白天用餐时，可以多喝些猪蹄花生汤，这样对于一天的生活和工作都会很有帮助，因为白天营养好，能使你更有精力。如果是进晚餐，不像白天有那么多的活动，则不宜喝汤太多，否则会引起夜尿增多，影响晚上的睡眠质量。睡眠不好，第二天白天就会没有精神。

由此可见，人们在养生时，也不能只顾饮食，还要兼顾睡眠等生活细节，这些都协调好了，才能使身体达到最佳的状态。另外，猪蹄花生汤含有的营养物质较丰富，身体肥胖、冠心病、高血压、糖尿病患者都应尽量少食。

美丽是女人一生的向往，要想面若桃花、气若幽兰，达到天然去雕饰的境界，就要经常吃猪蹄，吃花生。当风乍起，人尤寒时，皮肤就会干燥、失去弹性；当营养不足时，身体就会羸弱，甚至成为"太平公主"，这些与女人狭路相逢时，不妨多喝些猪蹄花生汤，它会使女性由内内而外美丽起来。

筵席如果没有汤，就好像不够丰盛，人们在吃饭的时候如果没有汤，也会觉得少了些什么。说起汤水的魅力，还有《晋书》记载的"莼鲈之思"的典故：张翰原是苏州人，才学出众，至洛阳，齐王司马冏闻其名，授官大司马东曹橼。有一年，秋风乍起，张翰思念故乡苏州的莼菜汤，鲈鱼脍，叹曰："人生贵适志，何能羁宦数千里，以要名爵乎？"这是张翰为了喝到故乡的莼菜汤，吃到故乡的鲈鱼脍，竟能弃官回苏的故事。由此可见人们对汤水有多思念和喜爱了，汤水也确实有这样神奇的魅力。

女人不一定天天看美容丰胸的广告，服用这些广告产品，在平时的饮食上如果能多加调养，一样可以有意外的惊喜，而且这些天然的食物更有利于身体健康。

 坚持运动，你的乳房会更美丽

"一双明月贴胸前，紫禁葡萄碧玉圆，夫婿调酥倚窗下，金茎几点露珠悬。"这是明代诗人王偁的《酥乳》，这首诗其实是诗人对女性傲人双峰的赞美，把它们比作圆月和葡萄，形容双峰的浑圆玉润、傲挺丰满。很显然，古人在欣赏女性时，和现代人一样，都是视觉首当其冲。那么，"太平公主"难道就没有市场了吗？

我的一些女性朋友对丰胸的热情，那简直就是前仆后继啊。有一位之前使用市面上很火的丰乳膏，确实效果惊人，从 B 杯升到 C 杯，但效果一点没持久，停药后乳房恢复原状，她比之前还痛苦，因为恢复原状也就罢了，胸部皮肤竟然比之前松懈，乳房有下垂迹象。她来问我，我告诉她，丰乳膏基本都含有雌激素，特别是有一

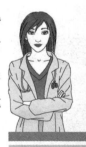

种成分叫已烯雌酚，一般用它都是为了治疗乳房不发育、无月经或者卵巢功能障碍，而且得在医生指导下使用。

别以为外用涂抹的激素危害就小，其实也是存在不良反应的，肝肾功能不全者得小心使用，而乳腺癌病史或者乳腺癌家族史根本就不能用。丰胸重要，还是生命健康重要呢？其实这样不科学的盲目丰胸的广告挺多的，几句"做女人挺好""做一个让男人无法一手把握的女人"，就把人给忽悠了，花钱遭罪受，得不偿失。

我说这么多，其实就是想告诉你，丰胸也要健康为先，比如说有一种舒活胸部经络来达到丰胸的拉筋方法，我看就很不错，我的好几位患者朋友都在坚持做，大家都对效果感到很满意，丰胸的同时还强健体魄，关键是不反弹、不花钱。

我说的方法叫舒筋丰乳法，是从"舒筋活络八段功"发展而来，简单易学，当然得坚持才行。

舒筋丰乳法既然是从"舒筋活络八段功"发展而来，可见这套功主要就是通过舒筋活络来达到丰胸目的。它的分解动作是这样的：

第一步，站马步。弯曲膝盖半蹲下来，蹲成骑马的架势，蹲得尽量低一些，但要注意大腿和地面最好保持平行，把步子跨得宽一点，双眼目视前方，两个胳膊在胸前平行弯曲，胳膊肘要比手腕低一点，而手腕要比肩膀低一点，然后两手掌轻松握拳，拳心向下，拳面相对，两拳相距5～10厘米就行了。

第二步，把两个胳膊向身后张开抡出去，形成扩张和冲击的状态，随后利用肩筋的弹性，任胳膊自然弹回，还原成第一步的骑马步状态。

第三步，两脚的脚后跟儿在原地碾地，然后向左边90°转体，身体动作保持不变，仍旧呈弓步，同时把两拳打开呈手掌状，掌心随即转向上，两个胳膊向前平伸，身体完全转到左侧时，平举的胳膊向身体两边伸展，就像游泳的动作一样，然后再还原成第一步的动作。

第四步，就是把上面说的动作重复一遍，只不过左右方向相反，这回不是往左转体，而是往右边转体。像这样，左右交替进行8次，每天做一次就可以了。

在做这个扩胸的动作过程当中，其实是很大程度地拉伸到了我们身体里的两条非常重要的经络——任脉和冲脉。任脉是沿着腹部的正中线运行的，向上输送精血给膻中穴，膻中穴在乳房中心连线的中点处，这个穴位与雌性激素的分泌关系重大，刺激它可以让胸部变得紧实，胸部皮肤也变得细腻光滑。冲脉沿着任脉的两侧往上走，路线和肾经路线差不多，向上散布于胸中。胸部是存气血的仓库，任冲两脉都要经过乳房，所以通过舒筋丰乳法对任冲两脉的拉伸，就会使乳房气血畅行、充足，乳房也就会坚挺丰满了。

这里需要注意的是，站马步和转体弓步相互变换时，手掌的握拳和伸开也要随着改变，肢体动作要做到协调合一，不要让整个动作看上去脱节就行。站马步向后伸胳膊时要吸气，弓步转体伸展胳膊时要求呼气，呼吸要稳，而且尽量做到深呼吸。整个过程上身不可以后仰，胸部要自然挺出，两个胳膊"振臂一挥"的时候不要使用蛮力，要先慢后快，刚健有力，去自然感受肩筋的弹力作用，这样才不会拉伤肌肉，但却会让胸肌形成有效拉伸，有助于丰胸过程的健康安全。

这个舒筋丰胸法做起来有一种一丝不苟的架势，其实，也并

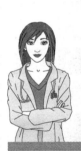

不是这种严肃的拉拽才好用，你看华佗发明的五禽戏，都是靠模仿动物的动作和神态来进行的，做起来惟妙惟肖，其养生功效也是无可置疑的。所以我们在拉筋的时候，有时候觉得枯燥了，完全可以想一些办法，多一些变通，让自己轻松有趣一些。但关键有一点不能变，就是一定要拉伸到任脉这条重要的经络，这是丰胸的关键。

我们小时候做过课间操，有一节叫作扩胸运动，不知道各位还记不记得，其实跟这个舒筋丰胸法是一个套路的。只不过那时候我们是学生，主要是强健体魄，为艰苦的学习生活打造好的身体，但是现在你再做扩胸运动就会发现，它不仅能强身健体，还有丰胸功效啊。所以说从前的课间操里的扩胸运动在上学时就为我们的胸部发育打下了坚实的基础，虽然后来毕业了，大家就都不做了，但是现在捡起来也一样可以让它继续为你的丰胸出一分力。

我从来不赞同使用什么喷剂还是口服液，一来疗效未必确切，二来容易产生一些不良反应，手术那更加是杀鸡取卵，其实运动就是最健康的丰胸功法。再比如说游泳，其实就是好的养生习惯，胳膊在水中抻拉，水的阻力还会有助你塑建身体线条，不信你看游泳选手都没有太胖的，男女都算上，身体体型都是一级棒，而胸型也都很健康很坚挺。所以说，舒筋丰乳法与游泳双管齐下，丰胸也就不在话下了。你把游泳学好了，直接效益是能丰胸，长远眼光来看那还是一项求生技能呢。

防止乳腺疾病该怎么吃

乳房，成全了女人的曲线和美丽，成全了襁褓中嗷嗷待哺的宝宝。然而在女人的一生中，各种乳腺疾病总是悄悄袭来，让乳房失去美丽，人生也不再完美。民以食为天，无论是何种女人一日三餐都是少不了的，如果能巧妙地利用每天的饮食来保护乳房，守护健康，将会为自己减少很多不必要的麻烦。

女人预防乳腺疾病的饮食首选是大豆食品，大豆食品对乳房健康大有裨益。因为，大豆和由大豆加工而成的食品中含有异黄酮，这种物质能够降低女性体内的雌激素水平，减少乳房不适。如果每天吃两餐含有大豆的食品，比如豆腐、豆浆等，将会对乳房健康十分有益。

多食用坚果、种子类食物，这类食物包括含丰富蛋白质的杏仁、核桃、芝麻等，其中含有大量的抗氧化剂，可起到抗癌的效果。而且，坚果和种子食品可增加人体对维生素 E 的摄入，而摄入丰富的维生素 E 能让乳房组织更富有弹性。

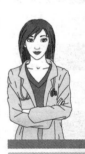

谷类食物如小麦（面粉）、玉米及一些杂粮要经常食用，这些食物均对乳房具有保健作用。小麦含有大量的可溶性和不可溶性纤维素，可溶性纤维素能帮助身体降低胆固醇，不可溶性纤维素有助于预防癌症；玉米更被营养专家肯定为最佳的丰胸食品。

食用菌类是预防乳腺疾病不可或缺的食物，如：银耳、黑木耳、香菇、猴头菇、茯苓等食物，是天然的生物反应调节剂，能增强人体免疫能力，有较强的预防乳腺癌的作用。研究表明，多吃食用菌可为女性的乳房健康加分。

海带是一种大型食用藻类，对于女性来说，不仅有美容、美发、瘦身等保健作用，还能辅助治疗乳腺增生。研究发现，海带之所以具有缓解乳腺增生的作用，是由于其中含有大量的碘，可促使卵巢滤泡黄体化，使内分泌失调得到调整，降低女性患乳腺增生的风险。

还有一些其他鱼类，比如：黄鱼、甲鱼、泥鳅、带鱼、章鱼、鱿鱼、海参、牡蛎等，富含人体必需的微量元素，有独特的保护乳腺的作用。

说完保护乳房应该吃什么，接下来就应该谈一谈不应该吃的，或者应该少吃的食物。

肉类食品要少吃。美国妇女家庭健康中心的最新研究发现，吃肉类食品较多，不仅摄入热量过多，同时也会摄入更多的胆固醇。胆固醇会刺激人体分泌更多的激素，而绝大多数乳房肿块都是与激素分泌相关的。因此，经常吃低脂饮食的女性，乳房出现问题的概率相对较小。专家提倡，在日常饮食中女性应适当控制含激素的肉食的摄入。

快餐食品也要少吃。快餐食品往往含盐也较高，盐和其他含钠元素量高的食物会让女性体内保持更多的体液，增加乳房不适。因此，女性应尽量吃一些含盐量较低的食品，除了快餐，也要少吃罐头和较咸的熟食。

油炸食品要少吃，咖啡、可乐要少喝。油炸食物含热量极高，会加速体内雌激素的生成，使乳腺增生更严重，也应当尽量少吃。过量摄入咖啡、可乐等刺激性饮料，容易增加乳房组织的体液，加重乳房的肿胀感，使乳房感到不舒适。

另外，许多人也会买保养品养护身体，这里建议一般含雌激素的保养品最好不要食用。尤其是乳腺癌患者，比如胎盘（紫河车）、蜂王浆蜂胶、西洋参、燕窝、蛤士膜油、花粉，人工合成饲料养殖的家禽和水产品：鸡、甲鱼、黄鳝一定要避免食用。

当然，也无须太紧张，一下觉得自己什么都不能吃，避免"忌口"扩大化，生活中的牛奶、酸奶、鸡蛋、海鲜（海产品）、菌菇木耳、菠菜等食物皆可食用。记住，民以食为天，没有充分的营养，对手术后的恢复，化放疗以及日后的治疗都是没有好处的，但是，可以吃并不代表要吃得多，任何食物的食用都要适可而止。可以食用的保健品有（野）山参、太子参、冬虫夏草、灵芝（孢子粉）、枫斗。

最后，防止乳腺疾病一定要遵循这五条饮食原则：

1. 饮食要平衡，不偏食，不忌食，荤素搭配，粗细搭配，食物品种越多越好。女性每天摄入蔬果不少于 500 克，谷物主食必不可少，同时做到限盐少油。

2. 多吃天然，野生食物，少吃人工复制和精加工的食品。

3. 在烹调时多用蒸，煮，炖，尽量少吃油炸，油煎食物。

4. 合理进补能提高免疫力。某些滋补品如人参，白木耳，大枣等有直接或间接抑癌与强身的功效。

5. 要排除毒素。不吃酸渍，盐腌，霉变，烟熏，色素，香精。不喝烈性酒。

防止乳腺疾病，饮食方面固然要重视起来，但许多其他的生活方式也需要努力健康化，综合进行，这样才能有效预防乳腺疾病，远离乳腺疾病。作为女人，呵护乳房健康，需要我们一直努力。

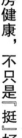

中篇

乳房健康，不只是『挺』好这么简单

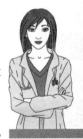

❁ 简单按摩,让你远离乳房疾病

这是几天前发生的事情了,那天我最后一个患者是个年轻的姑娘,姓宋。我问她哪里不舒服。

她说:"这两天不知怎么了,我觉得心情老烦了,谁招我谁倒霉,我肯定把他骂个狗血淋头,大夫,您说这是咋回事?"

我一边把脉一边说:"还有什么其他症状吗?"

她红着脸说:"我的胸部有胀痛感,乳房内有肿块。"

我又问:"之前有服用过什么药吗?"

宋小姐说:"我去医院检查过,说我是乳腺增生,然后开了一些药,吃了几盒总觉得没什么效果,朋友说让我试试中医,说中医很神奇,也许不用吃药就可以治好。"

我笑着说:"谢谢您的夸奖,用不用吃药也是依病情而定,病情的轻重决定着治病的方法。"

宋小姐问道:"我的病情是轻是重?"

我说:"乳腺增生在年轻女性中也很常见,因为乳房是众多经络汇集之地,很容易发病。乳腺增生是因为不良情绪导致气滞血瘀引起的,只要'打通'经脉,病自然消失无踪。您的病情不严重,像上面说的,'打通'即可。"宋小姐听得聚精会神,眼睛都不眨一下。

我又说:"中医上'打通'经脉的方法很多,比较简单的方法像按摩、刮痧、针灸,甚至吃东西也能'打通'。但是具体用哪种方法也要依病情的轻重缓急,告诉你一个方法吧,先在这里为你治疗演示,回去之后要坚持自我治疗。"

我为宋小姐介绍的是一种按摩方法,这种方法适用于月经到来前七天，每天一次，月经来即停止。该方法中选取的穴位有三个，前两个在脚上，分别叫作行间穴和太冲穴；后一个在胸部，叫作膻中穴。

为什么要选这三个穴位呢？在按摩之前我们先简单地介绍一下这三个穴位的功用。

我们先来说说太冲穴。太冲穴在我们的脚背上，双脚都有，它的位置非常容易找到。看着自己的脚背，在第一个脚趾头和第二个脚趾头的中间慢慢向下"探索"，摸到两根脚骨连接处，在此处按揉两下，那个具有酸胀感的地方就是太冲穴了。

太冲穴是肝经上的一个重要穴位，"太"的意思是非常，"冲"的意思是重要，合起来就是非常重要。看来古人在为穴道定义时认识到了它的重要性，才以"太冲"命名。

太冲穴名副其实，在中医上的确能治疗很多疾病，特别是因为情志不畅导致的疾病。如果经常按摩会有什么效果呢？顺肝气、降肝火，适用于那些心烦易怒的人，宋小姐的发病原因主要和易于激动的情绪有关，所以"非常重要"的穴位很合适她。

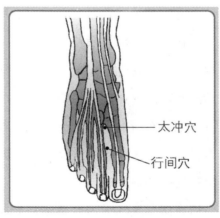
太冲穴
行间穴

再来介绍一下行间穴，行间穴在这个方法中是用来配合太冲穴的，两穴联合能发挥更好的效果。那么，行间穴又在哪里呢？我们看着自己的脚，在太冲穴的上方，第一脚趾和第二脚趾的中间，脚蹼红白肉相接的地方就是行间穴。行间穴也能够治疗很多妇科疾病，

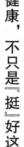
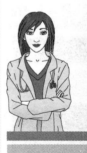

如果配合太冲穴就能够治疗因为肝气郁结引发的疾病，乳腺增生就是其中之一。

最后我们来认识一下膻中穴。膻中穴位于两个乳头的连线中点处。我们常听人说"捶胸顿足"这是说人在非常生气和懊恼时，身体会不由自主地捶击胸部，为的是缓解心中强大的愤怒情绪，捶的不是别的地方，就是膻中穴。

中医认为，人体在心情不畅时，肝气会郁结在膻中穴。对此处进行按摩拍打，会将堵塞的经络疏通，使气血重新运行自如，心情就会舒服很多。所以按摩膻中穴对宋小姐的病情有很多好处。

下面我们就来学习一下防治乳腺增生的按摩方法吧！

在按摩之前，我们剪短、磨平指甲，并且把手洗干净；按摩脚部穴道之前也要把脚洗干净；放松身体。用双手的大拇指按揉双脚的太冲穴和行间穴各2分钟，力度要适中，穴道出现酸胀感就可以了；在睡觉之前按揉膻中穴2分钟。该方法在月经前一个星期使用，每天一次。女性朋友最好定期去医院复检乳房疾病，如果病情严重请及时就医，并且做相关的治疗。

之前有所提及，由于"地理位置"特殊，女性的乳房是疾病的多发地，这些病的病发原因大多是不良的情绪所致，像什么发脾气、生闷气、心烦易怒、心情紧张都会导致疾病，在中医上管这类病叫作情志病。人体在不良情绪的影响下，会导致肝气的郁结，就会出现像宋小姐那样的乳房"肿块"，而这种肿块会随着病人心情的好坏时大时小。该按摩方法中，三个穴位都可以解决肝气郁结的问题，按摩膻中穴又可缓和情绪，非常合适乳腺增生的患者。

如果想要尽快"消灭"乳腺增生，我们还需改善生活习惯和饮

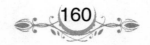

食习惯，配合按摩能发挥最佳的效果。不抽烟喝酒、不熬夜；不吃油腻、刺激性食物。平时多注意锻炼身体，比如慢跑、散步，不仅减肥，还能使心情舒畅愉快；多吃蔬菜水果。

女性的情绪琢磨不定，时晴时阴，有句话说得好："女人心，海底针。"男同志应该深有体会。上班一族更是如此吧！经常碰到不开心的事情，可是又"敢怒不敢言"，回到家中一点就着，惹得别人莫名其妙，往往家人也不甘示弱，大吵一架，心情更糟。天长日久，各种毛病就来了。所以在日常生活工作中，要缓和自己的情绪，做到"恬淡虚无"，那么妇科病也不会找你麻烦，你也不会找家人、朋友麻烦了。快乐的生活和人际关系会使人的心情畅快，那些由于情绪带来的小毛病自然无踪影。

管好月经，也就管好了乳房

尽管诱惑与灾难并存，希望与失望共生，女人对丰胸的热情依旧如火如荼。尤其是明星们窈窕身姿的演绎更是将都市女性们的心撩得痒痒的。如果你细细地问她们，就会得知，她们大多数都是月经不调的。

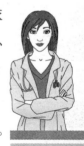

胸小跟月经不调有什么关系呢？我们先看一下女性胸部的发育。在人体中，气属阳，血属阴。气血，一阴一阳，阳气带着阴走，但女性天生气不足，而血足，所以，当任脉通了，冲脉顺着任脉两边再往上冲一段儿距离，走不动了，就散于胸中，这就发育成了乳房，所以，女性的乳房就是一个血库。如果气血不足，就会造成乳房发育不良，也就是我们现在所说的平胸或者胸小。当然，气血不足的女性由于血虚，冲任失调，在月经上也会出现一些问题，比如月经延迟、经量稀少，或者闭经等。所以，凡事都是有联系的，不是孤立存在的。

我认识这样一位朋友。她家里的生活条件很富裕，人也长得很漂亮，身材纤细修长，就是胸部小了一点，学生时代，就有同学开玩笑称其为"太平公主"，不过，那时候小并不在意。结婚后，丈夫总是有意无意地说她长得不够丰满，渐渐地，她开始在意起了自己的胸。为了让自己的老公满意，她尝试了很多丰胸的办法，可是结果都不令人满意，而且使她出现了比较严重的月经不调。

后来她找到了我，说如果我再不给她一条切实可行的好办法，她就去做隆胸手术了。听了她的话，我连忙劝阻她千万不要去做隆胸手术，万一没做好留下后遗症后果可就不堪设想了。另外，我还提醒她把那些丰胸药片停掉，因为这样会使她内分泌紊乱，直接影响到她的身体健康。

这时候她着急地说："那该怎么办啊，我总不能就这样坐以待毙，让老公看我的笑话吧？"我要她不要着急。于是她吸了口气，慢慢淡定下来之后对我说："你告诉我怎么办，我全听你的。"看到她这么相信我，这个忙我是一定要帮了。

像我这位朋友一类的女性主要是由于脾胃功能失常造成了气血虚弱，那么就应该好好调理脾胃。中医认为人的脾胃是气血生化之源，气血是由我们饮食中的精微物质化生而来的。

于是我给她制定了一个食补的计划，让她照着这个计划去做，她很爽快地答应了。几个月以后，她高兴地来找我，说我帮了她的大忙，没想到我的办法还真有了效果。看着她高兴的样子，我也为她高兴。

其实，我给这位朋友推荐的也就是一些健脾补胃，补气养血的食物。大家都知道食补可以帮助我们调理身体，让我们的身材更加完美，胸部更加挺拔。但是究竟该吃什么，很多人都很迷茫。什么才是真正适合自己的丰胸食物呢？在这里给大家推荐一道美味佳肴——青木瓜牛肉煲。

青木瓜从古至今都是丰胸的佳果之冠，是许多爱美女性强力推崇的丰胸圣品。木瓜性味酸温，能入肝脾，具有舒筋活络，通利气血之功。仔细看看，它状如乳房也符合以形补形的中医理论。不仅如此，现代医学研究也表明，木瓜中含有丰富的木瓜酶，它不仅对我们的胸部发育有很大的帮助，还可以有效地帮助我们润滑肌肤。而木瓜酵素中还含有丰富的丰胸激素及维生素 A 等，不仅能有效地刺激雌激素分泌，还能很好地刺激卵巢分泌雌激素，从而使乳腺畅通，达到很好的丰胸效果。

如果加上肉类一起煮，就可以有效地帮助蛋白质消化，从而达到促进乳腺发育的目的。牛肉入胃经，甘、平、无毒，有补益脾胃，补气养血的功效，对脾胃虚弱、气血虚亏有很好的疗效，营养价值极高，素有"肉中骄子"的称号。是很多人喜欢的肉食之一，配合木瓜可谓天作之合。在这一道菜肴中，选取它们做食材，让众多爱吃又爱美的人一饱口福的同时还收获了丰胸功效，哪位女士还抵挡得了如此诱惑？

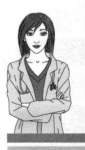

除了丰胸之外，木瓜还具有通乳作用，哺乳期的妈妈们如果有乳汁缺少的问题，可千万不要忘记木瓜的这一功效，加上它含有的木瓜酵素还可以分解脂肪，通过分解脂肪可以去除赘肉，缩小肥大细胞，促进新陈代谢，及时把多余脂肪排出体外。所以，多吃木瓜

不但不会长胖，还有减肥的功效。如此看来，木瓜绝对称得上是女性朋友的知己。值得注意的是，木瓜虽然是好东西，吃的时候也要讲求度，由于木瓜中的番木瓜碱对人体有小毒，每次食量不宜过多，尤其是一些过敏体质的人要慎用，孕妇也不适宜食用木瓜，以免引起子宫收缩腹痛。

再好的方法不去尝试也是于事无补的，切实有效的食补可以帮助你拥有丰盈、迷人的胸部，但是它不会一蹴而就，需要你坚持不懈、循序渐进，有规律地进行。只有这样才能看到它带来的神奇效果，才能助你在不久的将来成就大"胸"怀。

下篇

气血充盈，女人如花绽放

从古至今，人们常常会把女人和花联系在一起，比如用如花美眷、人面桃花、出水芙蓉等词来形容一个漂亮女人。花朵绽放依靠的是养分，那如花般美丽的女人绽放依靠什么呢？气血。气血是人体生存需要的基本物质，滋润着四肢脏腑，也包括容颜。当一个人真正达到气血和合，每一寸肌肤，每一缕发丝都被气血滋润到时，女人就会娇美灵动，如花绽放！

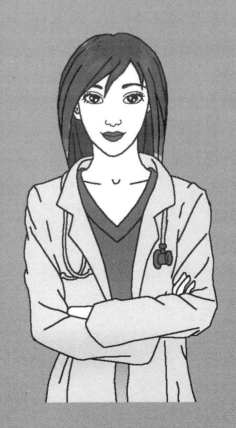

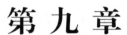

第 九 章

女人，一定要管好你的气血

气血对于女人来讲是十分重要，因为气血直接关乎女性的身体健康，以及反映女性的容貌气色。姣美的容颜、靓丽的秀发、健康的体魄和优雅的气质，这一切都需要用气血来濡养。气血与容颜"一荣俱荣，一损俱损"。但凡追求美丽的女性，倘若从不关注自己的气血，而只是依靠精致的妆容、华丽的服饰，所呈现出来的美也必定大打折扣，要做真正的大美人，一定先要管好自己的气血。

 女人美不美，要看气血足不足

补气补血对于女人来说很重要，如果一个女人的气血不好，会直接在脸上呈现出来的，气血不好的丑态，任你的唇膏涂抹得再鲜艳，脸上的 BB 霜遮盖得再好，也不能从根本改变。与其被动地靠化妆品来补救，不如从补气血做起，做青春活力女人！

又是新的一周，小周早早地来到办公室。发现对面的小路也到了。打了个招呼就做开工准备。这时候小路多看了一眼，说道："你没睡好啊，怎么感觉你这么没精神？看你的脸色也不太好，不会是生病了吧？"小周答道："没病啊，不过确实睡得不怎么好。"说着，顺

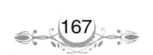

手拿起桌上的小镜子照了照，仔细一看，还真是，这脸上没有一点血色，发白发黄，难怪别人以为生病。

小周接着又说道："这些日子不知道是怎么回事，好长一段时间了，我都感觉胃口不怎么好，睡觉也睡不踏实，要么早早就醒了，要么就是久久睡不着。""是不是感觉工作压力太大了？实在不行的话可以去咨询一下中医，现在有很多人都是没什么大的毛病，却有一些说不出来的不适，前段时间我有一个朋友也去找中医调理，效果似乎还不错，毕竟，身体才是最重要的。"小路劝道。小周想着同事说的有道理，打算周末的时候就去看看。

听了小周的描述，我问她"你的月经正常吗？""还算正常，一般就是迟到三四天，但是都比较少，而且时间也短，大概两三天就没了，最长也超不过四天。"现在正值深秋时节，我看小周已经穿上棉衣了，想想现在的年轻女士为了美丽多穿点衣服是很困难的，她怎么还没入冬就穿了这么多？于是我问她"你是不是很怕冷？有的时候还会有眩晕的感觉？""嗯，刚入秋的时候，我都觉得很冷了，一天做的事情太多了我就会感觉很累，头也晕，这是不是病了？"

听了这些之后，我就告诉她这是血虚的症状。也谈不上什么病，但是需要及时调理，否则容易引起疾病。体内血液亏虚不足，不仅脏腑组织失于濡养，也不足以上荣于面。脸部失去滋养，面色就显得苍白，或萎黄，手足发麻、眩晕也是血虚的主要表现。月经不调也跟这有很大的关联。

想象一下，血虚说通俗一点就是血少了，就好像一座水库，如果积蓄着充足的水，等到农田需要灌溉的时候，就能任意调度水源，而一旦出现库存不足，出现用水紧张，那么农业用水势必难以保障。

体内的血液也是一样的，气血不足，身体各部分就像缺水的稻田，干巴巴的没有了生机，到了经期，只有少量的经血流出也是很正常。缺少了气血滋养，整个人呈现的都是一副弱不禁风的病样，自然更谈不上美颜。此外，一身的平衡温度也是靠气血在维持，她这么怕冷也是血虚的结果。

听我这么一说，小周就急了："怎么血虚了呢？能调理好吗？"脾胃为气血化生之源，血液化生于由脾胃腐熟运化的水谷精微，在气的推动和固摄下，运行不息，营养和滋润全身。若脾胃虚弱，纳物减少，水谷精微不足以生血，就造成了血虚。脾胃虚弱却是由平时生活中的饮食不节引起的。究竟该怎么办呢？看着她心焦的样子，我乐观地开导她，只要能够强健脾胃，把血补上去，红光满面、秀色可餐的好日子还是可以回来的，关键就在于你愿不愿意补，怎么补。于是她问我有没有什么好的药膳可以帮助她恢复气色。

身材的胖瘦高矮可以后天改变，毛发可以后天生长，但是血液是我们与生俱来的。它在我们的体内虽不固定却无处不在，上通下达，可以分布到每一个需要它的角落。血虚的女人要想恢复圆润白皙，只有注意调养及补血活血。有句话说得好："补在于食"。这里就给有血虚烦扰的人提供一道秘方——三红补血汤，以解决她们的苦恼。

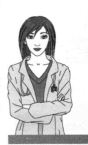

三红是指大枣、红豆和花生红衣。看这道汤的名字就知道它们最主要的功效。细细看看大枣，它是众所周知的补血食品，自古以来就被列为"五果（桃、李、梅、杏、枣）"之一。中医认为，枣归入脾、胃经，具有健脾、益气、和中、养血安神的功效，《本草纲目》中也说"枣，安中，养脾气，平胃气"。红豆又叫赤小豆，中医认为它性平味甘酸，有滋补强壮，健脾养胃的功效。而花生作为老百姓喜爱的传统食品之一，性平，味甘，入脾经。可以醒脾和胃，自古以来就有"长生果"的美誉。民谚道："常吃花生能养生。"中医理论认为"脾统血"，花生红衣正是因为能够补脾胃之气，所以能达到养血止血的作用。将这三味合用，药性互配，可以养胃生津，滋补气血，经常食用，气色会越来越好，脸蛋越来越红润。

除了喝汤，平时吃饭的时候吃一些有补血功效的蔬菜也是不错的选择。比如说我们常吃的黄豆，号称"豆中之王"，色黄入脾，是滋补脾胃的重要食粮，它能够健脾宽中，养好脾胃这个后天之本，助你造就好的肤色和气色，尤其是有贫血症的朋友可以多食。还有一些益气养血的食物，如，扁豆、冬瓜、南瓜、黑木耳等。有些人，尤其是女士，因为怕胖很少吃或是不吃猪肉，但是猪肉却是补脾健胃的好东西，适当地吃一些猪肉也是能够滋阴养血的。

阳春三月，白里透红的桃花满枝头绽放，在微风的吹拂下轻轻摇曳，尤其惹人怜爱。都说女人如花，但是女人很害怕成为一朵即将枯败的花，要想如三月桃花般骄傲地在枝头绽放，补血是关键中的关键。

❀ 秀发无"屑"可击，源自气血的滋养

小杨是一位长发女孩，开朗活泼，善于言辞的她在一家房地产公司做销售。长发女孩总是避免不了洗头的麻烦，以前她是两三天洗一次头发的，可是最近因为头皮屑很多，一天不洗就特别脏，同时也特别痒，常常痒得晚上都睡不着觉。有一次，一个客户请她吃

饭，因为工作忙，所以小杨没有在意自己的头皮屑。吃饭的过程中，一位很久未见的朋友在后面拍了一下小杨，小杨无意地甩头看了一下，结果白色的头皮屑飘向了一桌美食。

一头乌黑美丽的靓发，可是总有些徘徊在头发中的调皮的"白色精灵"让美丽大打折扣。无论洗多少遍，用什么洗发水都除不去它们。长期被头皮屑所困扰的她，曾经有过试遍各种去屑洗发精的经验，但总不见效果。微风一起，秀发总是夹着"片片雪花"而来。这样的场面总是令人感到尴尬。不得不换一种去头屑的洗发水，但是时间一长又不管用了，其实各种抗头屑的洗发水只能短暂地去除头皮屑，而不能从根本上与头屑说再见。

对于像她这样的销售人员，外表形象极为重要，头皮屑可真算得上是无言的"杀手"，一不留神又"雪花飘飘"了，让她烦不胜烦，难免会影响到一个人的自信心。

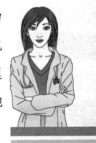

后来她找到我，我一听她的情况，没有给她吃任何的药，只是让她回家坚持按摩头皮。没过多久，她就打电话说要感谢我，因为她即使不天天洗头，也几乎看不见头皮屑了，省去了很多麻烦，也避免了很多尴尬，欣喜之情溢于言表。帮她解决了难题，我的心里很是舒畅，但是不忘提醒她，让她再坚持按摩以巩固疗效，慢慢她头屑就会完全不见。

其实，头皮屑虽恼人，但要制服它也不算是太难的事，在生活细节中稍加注意，再略施妙方，你头顶的天空便可晴朗无雪了。

给小杨的去屑方法也可以给大家分享一下，有同样烦恼的人可以一试。方法很简单，就两步。

首先找个位子坐下来，放松放松。用双手或一只手的手指与手

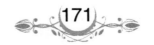

掌从前额发际处向后颈处来回按摩，往复做 20～30 次，这时候你会感觉头皮发热，这就是我们想要达到的效果。或许做的时候手臂会感觉到酸麻，你可以动作更慢一点或者稍事休息，只要达到我们想要的头皮发热和效果就可以了。

这样还不算完，接下来单手四指（食指、中指、无名指、小拇指）并拢与大拇指成 90°，从发际处向后轻轻敲打，使头部有轻松感为佳，往返 5～10 次。手法要轻，逐步使局部发热为止。

做法就只有这两步，但是这两步按摩手法要坚持每日做 2 次，即使这样时间也不会太长，整个头部按摩一遍只需 5～10 分钟，别看这方法简单，但是疗效神奇，多在 5～10 天内就会见效。

就好像在打仗的时候一样，当你在轻松克敌制胜沾沾自喜的时候，敌人正恨你恨得牙痒痒，总想着东山再起，企图趁你不备，以报当年之仇，如若你放松戒备，敌人势必卷土重来。所以为了巩固疗效，治愈后可再延续做几次，这时候如果想偷下懒的话是被允许的，可隔日进行，以达到长期治愈的目的。

为了一直拥有一头健康的秀发，不光有头屑的人用这个方法可以收到良好效果，没有头屑的人也可以按摩按摩，可以预防头屑的出现。

"察其毛色枯润，可以现脏腑之病"，中医认为头发的好坏与我们身体的内脏功能紧密相关。"发为血之余，血盛则发润，血亏则发枯""肾其华在发""肺主皮毛"由此我们就可以看出，这些脏腑功能的正常运行，气血运行顺畅，秀发就会免受头皮屑骚扰。如若气血不畅，头皮得不到充足的血液的有效滋润，便会产生头皮屑。这样的按摩法刺激头部经络，不但可以有效地促进血液循环，还可舒缓头皮，减少头皮屑形成。

这种按摩的方法简单易于操作，没有时间空间的限制，需要的只是你坚持下来的恒心和毅力，另外需要提醒一下的是，按摩的时候，手法宜轻，动作要柔和，头部皮肤比较薄弱，用力过大会损伤皮肤，使头部出现瘀肿。还要经常剪指甲，以防尖利的指甲滑破头皮。在做按完摩后要洗手，以免滋生出病菌。

像小杨这样处于现代快节奏生活中的销售人员往往是承受着更大的工作和生活的双重压力。巨大的压力常常使人身心不堪重负，如果压力长期不能有效释放，就会引发很多健康问题，头皮屑就是其中之一。对于长期工作压力大的人来说，偶尔用手指轻轻按摩头皮，不仅能帮助你减轻大脑的压力，还能减少头皮屑的形成。轻松又简单的按摩方法，仅仅用你平时的闲暇时间就能换来的头屑去无踪，并且让头部轻松，帮你解决了"头顶"的大事。

气血动起来，青春常在不显老

几个月前的，朋友 23 岁的妹妹怒气冲冲地闯进我的办公室，还没等我开口，自己就先咕咚咕咚喝了两大杯水。这个小妹可以说是我看着长大的，人小鬼大，平日特别上进，是个秀气灵巧的小美女。她平常来了都是先和我胡侃一会儿的，今天天也不热，看她也不像口渴，这到底是怎么了，而且我感到一股很重的杀气啊！果然不出我所料，她喝完水径直冲到我跟前，猛地把包就砸我办公桌上，近乎咆哮："凭什么叫我大妈！凭什么！我有那么老么！"

哦，原来是这么回事，我暗松一口气，不用说也知道，她又被人叫大妈了，为啥我说又，那是因为去年她就有过这么一回。她这个人工作起来不要命，加班熬夜把自己当男人一样，可是女人熬夜对皮肤相当不好，男人沧桑一点不碍事，可女人的容颜就是第二生命，可以说晚上休息不好就是"不要脸"，话糙理不糙，别说人家说她大妈，我看着她都明显有早衰迹象了。

作为长者兼医者，我语重心长地安抚她："别急，去年教你的脸部刮痧法还记得吗，没试一下吗？"她猛地一拍脑门："半年没用了，我光顾生气了，你不说我都忘了还有这么个救命招！快快快，给我刮刮！"不用说，接下来几个月我就再没听她咆哮过了。

小妹嘴里说的救命招，实际上是一种专门抗击加班熬夜而早衰的刮痧法，叫作脸部刮痧养颜法，我也叫它养颜刮刮乐。如果你经常加班熬夜，年纪轻轻就被人叫大妈，那你就可使用这个回春妙招。

首先，使用鱼形刮痧板对前额部分进行刮拭，从你的额头中间，往印堂方向轻轻刮拭，然后再从左右眉毛两边进行轻轻刮拭。印堂穴位就在两条眉毛的眉心位置，我们常听算命的说"印堂发黑"，实际上就是说的眉心这里，印堂是一个人精气元神聚集的地方，加班熬夜气血不畅，印堂处灰暗干燥，脸色皮肤看起来都格外差，而刮拭这里，可以舒通额头部位的气血，也防止抬头纹的发生。

然后，刮拭眼睛的周围，需要注意的是，眼睛周围的肌肤比较敏感，所以，刮拭眼睛周围的时候，力道一定要轻柔，就自己感觉像是做眼保健操那样即可。上眼皮就由睛明穴开始往眼尾刮拭，下眼皮就从靠近鼻梁这边的眼内向眼尾方向刮拭。那么睛明穴在哪些呢？你回忆一下上学时做的眼保健操，有一节叫作"挤按睛明穴"，指的就是这个睛明穴，位置在眉头下和内眼角之间。如果你留心观

子宫好、乳房好、气血好——好女人一生安康

察戴眼镜的朋友，有时候，眼镜压得鼻梁疼就会摘下眼镜，用拇指和食指挤压鼻翼，实际上眼镜压的地方再往上推，压的就是睛明穴了。刮拭眼周穴位，可以舒缓眼周血液流通，防止工作熬夜太久眼尾干涩，出现假性鱼尾纹。

接下来，用刮痧板刮拭鼻子周围，从鼻翼开始，往迎香穴的方向刮拭，迎香穴非常好找，你一笑就出现一个八字形笑纹，迎香穴就在鼻孔两旁的笑纹上，有时候我们清除黑头也会涉及这个部位。这么反复刮拭几下，鼻翼四周气血流畅，八字形笑纹就不容易下坠，你看这个笑纹加深或者下垂的话，整个人脸儿就有种松松垮垮的感觉，就好像撑不起来脸蛋儿，人就容易显老。

下面该刮拭口唇部位了，口唇部位是脸部的重要区域，就是我们俗称的三角区，这个位置要小心，不要刮破或者有脓包要绕开，手法轻盈些，从人中穴位开始，向地仓穴和承浆穴刮拭。人中穴位于上唇和鼻子之间那条凹垂直中线的中间处，这个穴位连小孩子都知道，如果一个人晕倒，我们通常都说："快掐他人中！"说的就是人中穴。而地仓穴在你的嘴角处，这个穴位直上正对着瞳孔。承浆穴，是与人中一条线下来，在靠近下唇凹进去的那个地方就是。虽然人中作为一个急救穴位，而地仓穴与承浆穴常常治疗口鼻歪斜，不过三者配合着刮拭，就会在刺激血压和呼吸活动的同时缓解萎靡不振、昏昏沉沉等症，对熬夜加班的女性有很好的驻颜效果。

然后该刮拭两颊了，从颊车穴往靠近眼周的四白穴方向，由下往上刮即可，寻找颊车穴有一个简单的方法，作咀嚼状，假装嚼东西也行，牙齿一使劲咬的时候，你会摸到你的脸颊处有块隆起的肌肉，这个隆起位置的最高点就是颊车穴。四白穴在眼珠的正下方大

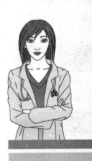

约一厘米的位置，眼保健操第三节叫"按揉四白穴"，说的就是这个穴位，四白穴又叫"美白穴""养颜穴"，所以我叫你在两个穴位上刮拭，目的就是加速脸颊的血液循环，从而引足气血，抗击衰老，气色好才年轻。

最后，刮拭下颌，就是我们常说的下巴颏了，刮拭方向从大迎穴往颊车穴刮，颊车穴上段提到过，大迎穴不太好找，但说个窍门你就找到了，在你闭嘴鼓气时，下颌角前方会出现一个沟形凹陷，在凹陷的下端就是我们要取的大迎穴。

刮痧是一种非药物无损伤的自然健康疗法，通过刺激面部相关穴位，达到疏通经络、行气活血的目的，从而增强皮肤弹性和渗透性，有效防止因熬夜加班产生的假性衰老症状，是一种传统的绿色疗法。面部刮痧有专门的面部专用刮痧板，是水牛角精制而成的，模仿鱼的流线型，我们叫它鱼形刮痧板，它通常是两只，左右手一手一个，因为是给脸部穴位刮痧，所以手法要轻，时间也不宜太久，一点都不费事，也不费时间，而且效果还特别好，只要加班熬夜有早衰迹象，就赶紧使用，能快速排毒养颜，舒缓皱纹，行气消斑。

你别看有六个小步骤好像很多，可是整个过程下来只要 5～10 分钟即可，而且刮痧顺序有规律可循，以鼻梁为中线，从上到下，从内到外来进行，刮后脸部会有热烘烘的感觉，这是气血运行的正常现象不要担心。但需要注意的是，刮拭眼周和口唇周围的时候，一定要注意刮痧板的清洁和卫生，因为这两处的肌肤比较敏感，容易被细菌感染，否则反而得不偿失了。

古人云：英雄末路，美人迟暮。项羽属于英雄末路，拔剑乌江自刎。可是现代白领因为加班熬夜，年纪轻轻未老色衰，恐怕也让人颇为难堪。所以有这套养颜"刮刮乐"护脸面是最合适不过的了。衰老是每个人都担心的，可是害怕、恐惧的心理反而会加速老化，所以心态调试也很重要，要记得"笑一笑，十年少"啊。

 ## 百病生于气，想做大美女先要有好心态

社会在进步，美女也越来越多，如何在这熙熙攘攘的美女群中脱颖而出，成为万众瞩目的大美女？首先还得给各位美女分分类。

有些美女美得艳压群芳，让人心生嫉妒，但她的脸却永远是拉长着，上面写着两个字——"不满"，从来没在她的脸上见到过笑容，有人说这叫"冷艳"，也有人称之为"高冷"。

有些美女美得楚楚可怜，让人心生怜爱，但她从来都是眉头紧蹙，郁郁寡欢，不知何时才能博得美人一乐，有人说这是现代版的"林妹妹"。

有些美女美得人见人爱，花见花开，但凡有她的地儿都散发着暖暖的味道，所有的人都说："这女孩儿真漂亮！"

所以说，要想当大美女，除了脸儿长得俏，身材长得好，还得有个好心态。

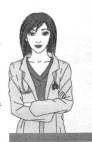

有个女孩，才22岁，本来长得漂漂亮亮的，却自卑得很，找我来看病。说自己越来越不愿意出门、不愿与人交往，如果不是要上班，真想自己一个人躲起来谁也不见。可是一个人独处自己也并不快乐，总会想一些事情，越想就会越烦，就会特别想哭。

《素问·举痛论》曰："余知百病生于气也，怒则气上，喜则气

下篇

气血充盈，女人如花绽放

缓，悲则气消，恐则气下，寒则气收，炅则气泄，惊则气乱，劳则气耗，思则气结。"七情是机体正常的精神状态，一般不会致病，但七情超过一定的限度，就会导致疾病的发生。

当你很郁闷时，会觉得胸口或是喉部像是堵了一个东西，吃到嘴里的饭菜要么根本没法下咽，要么根本没有食欲，其实那个时候我们的食管里什么都没有，那是什么堵了呢？是气。同样当你思虑过度时，负责思虑的脏器的气的运行就会缓慢，从而导致高速公路堵车，发生气不畅。

脾主思，思的情绪就是我们常说的钻牛角尖，而且还时时记挂着不愉快的事。开始时只是略有这种倾向，偶尔钻牛角尖、生闷气。随着时间的推移，情况越来越严重。最终发展成天天甚至时时都在钻牛角尖、生闷气。可见，每一种情绪都会发展成这种恶性循环，而形成一个人强烈的情绪特征，俗称为习性。长期观察各种慢性病患者，会发现几乎每一种病人都有一定的性格倾向，可以说"什么样的性格生什么样的病"。

另外，爱生气的女性也要改一改自己的性格，控制控制自己的脾气。恼怒毕竟是我们仍不成熟的标志，是我们遇到事情一时间想不到良好的解决办法所采取的习惯性心理状态。凡事尽量心态平和，反而会发现更多更好的解决办法，若只是一味地恼怒，恐怕得到的不好的结果远不止别人的"敬而远之"。

中医学认为"怒"为肝之"志"，这种情志上的反应是和"肝"息息相关互为影响的。中医学认为"怒则气上"，多指过度的愤怒使得肝气上逆了，中医学认为，"气为血之帅，血为气之母"，气血是相依的，是互为根本的。气行则血便行，气逆则血便逆。这样血也

子宫好、乳房好、气血好——三好女人生安康

178

会随着气向上走，就会出现面红目赤，有的人还会呕血，甚至昏倒不省人事。而中医基础理论认为"肝"的功能是主疏泄和血的贮藏的。所以大怒自然会伤及肝了。

小怒，使人气血不和，经络阻塞，脏腑功能失调而致病。"大怒伤肝"就会导致肝的功能失常，出现气血逆乱的症状，甚至会危及生命。凡是有肝（包括肝炎、肝硬化、肝硬化腹水、胆囊炎、胆石症、肝癌等）患者，更需要注意调控自己的情绪。

"三气周瑜"虽是历史上流传下来的《三国演义》里面的一个故事，但其中的教训却也值得我们谨记。周瑜是吴国的大将军，才华横溢。而蜀国有一位诸葛亮，更是足智多谋。周瑜心胸狭窄，经常生气，常常感慨："既生瑜，何生亮？"意思是老天你既然生了我周瑜，又何必再生出诸葛亮呢？久而久之周瑜积怨成疾。最后一次生气的时候，血往上涌，一命呜呼了。

生活中，很多人喜欢与别人攀比，要知道"人比人气死人"。攀比，必然使人产生无尽的烦恼，烦恼缠身，又必然饭吃不下，觉睡不香，久而久之，就会致病魔缠身。

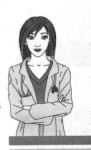

所以《养生诀》说得好："为了小事发脾气，气急败坏惹争议；怒发冲冠更可惧，唯恐因气命归西；气为寿之绊脚石，心平气和病不欺。"

各种各样的不顺心的事情是每天都要发生的，不会因你是穷人或是富人，百姓或是官员，美女还是一般人。但是有的人就想得开，同样一件事，不同的人就会有不同的心态。

《素问·上古天真论》中说："恬惔虚无，真气从之，精神内守，病安从来？"《内经》中说："以恬愉为务，以自得为功。"这都是说，人如果能充分利用喜乐这种良性情绪和心态，对气血的调和畅达是很有好处的，是有益于养生保健和健康长寿的。

人的一生"不顺心事常八九"，若能在逆境中保持乐观向上的情绪，保持从容平和的心态，做到"事大事小，过去就了"，对于身心健康自然会有好处。要学会自我愉悦，自我安慰，要善于主动发现和寻找生活的乐趣。要能做到知足者常乐，自得其乐，大肚能容，笑口常开。

如何判断自己是否气血充足

一棵树需要精心料理才能结出好的果实，同样，人的身体也需要细心呵护、常常留意才能健康而美好。

《黄帝内经》认为"人之所有者，血与气耳"，即人的生命之所以存在，是因为有气血运行的结果。气血是人体五脏六腑以及四肢的重要营养成分，也是人的精神状态的基础，血液运行在血脉中，营养人体内外。

在中医学中，气属阳，主动，气有推动、温煦营养、固摄、调节血液的作用。血属阴，主静，性凉，血的运行是靠气的推动和温煦作用而来的，同时为了保持血液按一定的脉道运行，不至于逸出脉外，这又需要气的固摄作用。气的来源又需要血的营养。所以说血液离不开气，气离不开血，只有血气充足，才有身体健康，面色红润光泽，皮肤细腻光滑、弹性十足的好状态。而身体或肌肤出现任何问题，大部分都是气血失衡引起的。

那么，怎样判断自己气血的运行是否正常呢？很简单，根据中

医"有诸内者，必形诸外"的原理，我们完全可以通过身体外的表现来判断身体内部的气血状况。

下面教大家一些简单的判断方法：

一个人气血足不足，第一，最明显的会在皮肤上表现出来。气血对皮肤的充养作用在《素问·邪气脏腑病形篇》中有精辟的阐述："十二经络，三百六十五络，其气血皆上注颜面而走空窍。"也就是说，经络把气血精微物质输送到皮肤，皮肤得养则红润；气血运行正常，濡养皮肤，则感觉灵敏。如气血生成不足或运行障碍，则表现为皮肤黯淡无光或萎黄、肌肤干燥、感觉异常。

所以说，皮肤白里透着粉红，有光泽、弹性、无皱纹、无斑代表气血充足。反之，皮肤粗糙，没光泽，发暗、发黄、发白、发青、发红、长斑都代表身体状况不佳、气血不足。

第二，我们可以观察自己的头发。《黄帝内经》中这样记载头发的生长过程：人在七八岁时因肾气盛而"发长"，到三十岁左右因肾气实而"发长极"，四十岁左右因气血渐虚而"发始堕"，五十岁以后因肾气衰而"发始白"。这说明头发的生长源于气血的滋养，气血旺盛则头发生长正常，气血不足则不能上达头部而致发白易落。

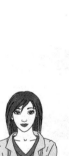

所以，头发乌黑、浓密、柔顺代表气血充足，头发干枯、掉发、发黄、发白、开叉都是气血不足。

第三，伸出双手，仔细观察自己的双手，双手给予我们的信息会很多，比如手的温度、手的形态、手上指甲的形态等，这些都可以帮助我们很好地判断自己的气血是否充足。

如果双手一年四季都是温暖的，代表人的气血充足，如果手心偏热或出汗或手冰冷，都是气血不足。

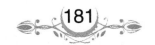

如果手指的指腹是扁平、薄弱或指尖细细的，都代表气血不足，而手指的指腹饱满，肉多有弹性，则说明气血充足。

如果在成人的食指上看到青筋，说明小时候消化功能不好，而且这种状态已一直延续到了成年后。这类人体质弱，气血两亏。如果在小指上看到青筋，说明肾气不足。如果掌心下方接近腕横纹的地方纹路多、深，则代表小时候营养差，体质弱，气血不足。成年后，这类女性易患妇科疾病，男性则易患前列腺肥大、痛风等症。

古语云："爪为筋之华，血之余"，如果指甲灰白无光泽，可能身体气血不足或患有某种疾病。

指甲上的半月形在正常情况下应该是除了小指外都有。大拇指上，半月形应占指甲面积的 1/5 ~ 1/4，其他食指、中指、无名指应不超过 1/5。如果手指上没有半月形或只有大拇指上有半月形的说明人体内寒气重、循环功能差、气虚不足，以致血液到不了手指的末梢，如果半月形过多、过大，则易患甲亢、高血压等病。

如果指甲上出现纵纹时，一定要提高警惕，这说明身体气血两亏、出现了透支，是肌体衰老的象征。

第四，别忘了观察自己的双眼。看眼睛实际上是看眼白的颜色，俗话说"人老珠黄"，其实指的就是眼白的颜色变得浑浊、发黄，有血丝，这就表明你气血不足了。眼睛随时都能睁得大大的，说明气血充足；反之，眼袋很大、眼睛干涩、眼皮沉重，都代表气血不足。

上面所说的这些人体部位都是很好观察的，也是一般人通常会注意到的，但有一些部位却是人们常常忽略但也能很好判断我们气血足不足的。比如牙龈、耳朵。

牙龈萎缩代表气血不足，只要发现牙齿的缝隙变大了，食物越来越容易塞在牙缝里，就要注意了，身体已在走下坡路，衰老正在加快。

耳朵如果呈淡淡的粉红色、有光泽、无斑点、无皱纹、饱满则代表气血充足，而暗淡、无光泽代表气血已经下降。如果耳朵萎缩、枯燥、有斑点、皱纹多，它代表了人的肾脏功能开始衰竭，就要注意了。

另外，除了观察这些我们一眼就能看得到的身体器官外，还要多留心一下器官以外的别的身体状况。

比如睡眠，成人如果像孩子一样入睡快、睡眠沉，呼吸均匀，一觉睡到自然醒，表示气血很足；而入睡困难，易惊易醒、夜尿多，呼吸深重或打呼噜的人都是血亏。

还有，运动时如果出现胸闷、气短、疲劳难以恢复的状况，气血就不足，而那些运动后精力充沛、浑身轻松的人就很好。

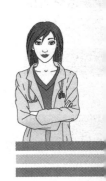

第 十 章

你知道吗？这些都是气血惹的祸

有一段时间脸色差得要命，或是脸上的斑斑点点突然增多，这样的经历你有没有？晚上睡觉难，早上起床更难，精力满满上班更是难上加难，你是不是这样的人？大病没有，小病不断，医生见了你烦，你见了医生更是烦、烦、烦，"病号张"或者"病号李"的绰号就这样被人叫出来了，Yes or no？其实，这都是你身体里的气血出问题了，或者气血不调，或者气血不足，只要把它们调理好，它们便不再惹祸，你也就安然无恙了。

❀ 别人打趣说我是黄脸婆

上星期，我去上海出差，顺道看望老朋友，记得上次见面还是上海世博会的时候，好久没见，期待得很。可是当我看见她时，我竟然没敢认，没变胖也没变瘦，没变老也没变美，而是变"黄"了！

脸色暗黄，一看就是健康出现了问题。虽然我们都高兴地一个劲儿地说说笑笑，可是她的一张笑脸配上那暗黄的面色真的很不协调，尤其我又有中医的职业习惯，第一眼习惯先看人的状态，作为一名医者老友，我有责任也有义务问明白。

她听我问为什么脸色如此难看，黄黄的，便叹了口气说："你眼睛还是那么贼啊，一下就被你看穿了。实话告诉你吧，今年我辞去了朝九晚五的工作，开始互联网创业了！只是，自由时间多了，自主时间却少了，这大半年几乎天天加班到后半夜，感觉自己真快要扛不住了，脸色暗黄自己也干着急，别说逃不过你的眼睛，现在谁都问我，是不家里断粮了，脸色就跟旧社会青黄不接挨饿的似的，哈哈。"

听着老朋友苦笑，我知道这事很困扰她。其实她不说，我也猜到她这个工作狂肯定熬夜熬大了。我安慰她说："别急，听我的，教你一套敲击法，保准见效。"

爱美之心，人皆有之，对于女性而言更是如此，"黄脸婆"谁都不愿做，非得熬夜加班，我们又该怎么应对第二天的脸黄问题呢，是躲在家里不出门宅到底，还是涂上厚厚的遮瑕霜继续硬抗呢？神奇敲击法可解你的困惑。

首先敲打大肠经，洗干净双手，用 10 根手指的手指肚轻轻地拍击整个面部，重点敲击额头、眉骨、颧骨、下巴位置。然后再用左手掌绕过胸前，轻轻拍打脖子右前方，右手掌用同样姿势轻轻拍打脖子左前方。接下来右手攥拳，注意不要握成实心拳头，要握成空心拳，绕过胸前轻轻敲打左臂大肠经。大肠经在哪里呢？这个位置很好找，把你的左手手臂放松，靠近身体自然下垂，这时右手过来敲击左臂，不用特意找位置，让自己跟着感觉敲，你这一敲，就敲到了大肠经，敲大肠经时会出现酸胀的感觉。敲完了左手臂上的大肠经，就换成左手攥成空拳头，敲打右臂上的大肠经，找位置的方法同样，把你的右手臂放松自然下垂，左手过来敲一下，就是我们要找的大肠经位置了。大肠经从食指末端起，整条胳膊都有属于大

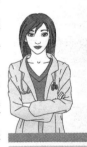

肠经的穴位，所以，从手腕到胳膊上臂，整条经都得敲，我们经常看见晨练的老年人很悠闲地左右敲打胳膊，实际上敲打的就是大肠经。

敲打完大肠经，就该敲击胃经了。从两个锁骨开始敲，一路向下敲击身体正面，包括胸前两乳，以及肚子，大腿正面，一直敲到脚背。

我的外祖母常年练习气功，我就经常看见她从脖子根一直敲到脚背，小时候觉着好玩，也跟着敲，现在想想，怪不得她上了岁数面色还那么红润，可见这种敲击法是功不可没的。

《黄帝内经》中说："故阳气者，一日而主外，平旦人气生，日中而阳气隆，日西而阳气已虚，气门乃闭。"意思是说，在一天之中，人体的各个器官部位都是有规律、有分工地进行活动。而黑白颠倒的"夜猫子"作息，只会让身体活动混乱，使皮肤晦暗、不健康。

敲击法中，大肠经直通面部两颊和鼻子，经常敲打可以防止面部产生暗沉。《黄帝内经》上说："阳明经多气多血。"说的就是经常敲打大肠经，可以舒经活血，改善面色。而胃经与胃关系密切，胃除了我们知道的消化功能外，还有一个功能是生血，"血变于胃"，胃将人体吸收的精华变成血，面部的供血主要靠胃经，面部气血充足，脸色才不会暗黄难看。

坚持结合敲打大肠经和胃经能平衡内分泌，使新陈代谢正常，消除面色瘀滞，改变熬夜产生的面色暗黄，有养颜美白功效。

这里需要注意的是，敲打大肠经时手法上一定不要太重，要握空拳就是控制你的力道。而敲打胃经的时候，可以比敲大肠经用力些，但是刚刚吃饱饭时不要敲打，要等饭后一个小时才行。

加班熬夜是白领的头号健康大敌，就算第二天晚起或者睡个回笼觉也很难补回来。熬夜熬得脸色暗黄虽说不是病，但看起来却给人病恹恹的感觉。"日出而作，日落而息"是人类的作息规律，如果在夜晚睡觉的黄金时间仍旧对着电脑，或者进行别的体力、脑力工作，机体就该向你提出抗议了，这时的身体就像一个不按照生产流程运作的车间一样，要我说不出问题才怪。而这个简单敲击法能重新唤醒你的容颜，让你容光焕发。而面色红润，不仅同事看着赏心悦目，自己也会自信心倍增，何乐而不为呢？

晚上总是睡不好，早上起来没精神

有一次刚进我门诊，一位姑娘就坐到我面前说："大夫，我头疼，晚上睡不着觉。"我对她说："别急，慢慢说。"她马上回答："不行呀，看完病我还得赶回去，公司事情多着呢。"我说："你这样我也很头疼，中医讲究望闻问切，光说头疼，睡不着觉，怎么判断你的病呢？"她这才有了些耐心，跟我说明了大概的情况。

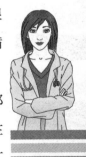

患者姓商，是一家公司的业务员。小商想问题、办事情向来都是雷厉风行，从不拖泥带水，而她也厌恶拖拖拉拉的人和事情，在工作上业绩一直很突出，最近上级领导决定让她担任经理职位。不论是工作还是人际关系都给了她很大的压力和负担。日间工作繁忙，回到家中，心神游离，晚上就经常睡不着觉。

我问小商："什么时候开始头痛、失眠的？"小商告诉我："有一阵了，大概两个月吧。我说大夫，您闻也闻了，切也切了，快点开药吧!"我偏要放慢速度,缓缓地说:"吃过什么药吗?""吃了,治头痛的,失眠药都吃过。吃恶心了,也不管用。"我说:"既然不管用,那还开什么药呢?"小商一脸诧异:"这么说,我这是很严重的病了?"我哭笑不得:"那倒不是,你这病根就是因为你这火急火燎的脾气呀!"小商听完一脸茫然。我又说:"我想你不光是失眠头痛,是不是还很容易疲倦,精神涣散,健忘呀?"她连连点头。"这些都是神经衰弱的症状,你呀,别想回公司了。就在这儿'坐'着吧!"

"坐着"也不是普通的坐在椅子上,是找一块舒服的垫子,面向西盘腿而坐。没错,就是打坐。这里要讲的打坐与佛教的打坐有不同之处,比较简单,也可以叫"静坐",分为三个步骤。

首先第一个步骤就是"调身"。"调身"就是调整坐姿。打坐的姿势通常有散盘、单盘和双盘。散盘就是我们老百姓平常的盘腿坐,单盘则是要求把一只脚放在对侧的大腿上,双盘要求就更高了,这需要比较好的柔韧性,意思就是要把两只脚都放在对侧的大腿上。我们见一些比较厉害的瑜伽师会采用这种方式来打坐。对于我们普通人来说,只要简单的散盘或者单盘就可以了。

坐稳之后,将右手放在左手上,右手食指与左手食指第二节关节重叠,双手大拇指指尖相抵,这个手势其实是一种太极手印,象征着阴阳调和,最后结印放在肚脐下。

接下来,脖子挺直,下巴微收,肩膀放松。闭着眼,想象着头顶和天空,甚至宇宙有一根连线,如果坐姿不正可以用这根"线"来调整。打坐时,是以头部支撑颈部和肩部,"线"吊着头顶,所以脖子不弯,肩膀不摇。

坐稳之后,进行"调息"。先做几个深呼吸,放松身体。然后在呼吸时，心神要跟着呼吸走，吸气时，只有吸气，呼气时，只有呼气。坐稳后，我们心中只有呼吸这件事。在呼吸时要保持住姿势。

在呼吸时，恐怕很多人会做不到心中只有呼吸，外界的嘈杂，刚过不久的记忆，身体的劳累，心中的烦躁都会来干扰你。这时我们就要进行最后一个步骤："调心"。

在打坐时，如果有任何杂念，我们要平淡地接受它的到来，不要心烦皱眉，既来之则安之，我们只要再把心神放回呼吸上就好。恐怕让很多人出乎意料，没错，打坐时的调心就是任凭杂念来来去去。初学打坐的人杂念不断，不要抗拒杂念，排除杂念是更大的杂念。所以初学者在打坐时，最好找一个比较安静的地方，比如书房，能更快地进入状态。

小商耐着性子打坐了 5 分钟，睁开眼时，神情有些变化，她说："佛祖显灵了。"我告诉她，回去之后，尽量天天打坐，每次打坐的时间以 30 分钟为准，如果喜欢打坐，可以延长到一个小时，甚至更长时间。打坐时最好在早晨起床后或者饭后 2 ~ 3 个小时，效果更好。

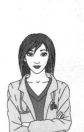

神经衰弱多是由于人们压力过大以致思虑过度引起的，说白了，就是想得太多了，脑子不停地在工作，在接受信息，在想事情，时间长了，难免脑神经就累垮了。《寿亲养老新书》中说："人由气生，气由神往，养气全神可得其道。" 也就是说一个健康的人必须能够养得住神，养得住气。这里所说的 "神" 就是我们的精神、意识。

能养得住神，就是要求我们在该想的时候想，不该想的时候就不要想，不要思虑太多，不要耗心血太厉害。打坐通过调息调心等方法，可以让人慢慢澄静下来，心血得到很好的养护。"心主神志"，心血充足了，神志也就安宁了。

在繁荣嘈杂的都市中，生活节奏越来越快，人们穷奢极欲，追逐利益，工作压力越来越大，却忽略了身体和内心的真正需求，很多人失眠、健忘、头痛，患上了神经衰弱。不如静下心来打坐半个小时，让一整天狂躁奔腾的心安静下来。如果有的人跟我说："我没时间打坐！"我倒要反问一句："福布斯都有时间打坐，你怎么会没有呢？"

大病没有，小病不断，有事没事常往医院跑

经常听到一些在高级写字楼工作的"白领族"抱怨头痛、头晕、眼睛干涩、喉咙不舒服、很疲倦、容易感冒等，有的甚至一言以蔽之"浑身不舒服"。过去，人们一直以为办公室的工作环境是所有职业中最好的，现在似乎不对了。有人认为是空调设备造成的，有人又说是电脑、复印机等现代办公设备在作怪，还有人认为是因为工作节奏太快，一时间众说纷纭，莫衷一是。

先贤说："气血盈，则百病而不生。"人体健康最重要的就是"气血"二字，我们身体的一切疾病，小到发烧、感冒，大到肿瘤、血栓，都是气血出现问题而导致的。

一般都市白领压力都比较大。尤其是生活在大都市的人，被山一样的工作压力、生活压力压得喘不过气来。人整天不停地思虑，而思虑会消耗掉大量的血液，同时思又伤脾，脾主运化，脾伤则会

影响血的生成，影响脾胃的功能，消化吸收减弱，久而久之，气血便会不足。

每天生活在重压下，难免逮着机会就要好好吃一顿，犒劳一下身心俱疲的自己，而且随着现代社会生活水平的普遍提高，早已不识粗茶淡饭的滋味，于是，鸡鸭鱼肉蛋奶等油脂多的东西就吃了太多。

中医讲，恣食肥甘，久必伤身，也就是说，好吃的东西摄入过多，会加重肠胃的分解吸收负担，肝的合成、肾的排泄也不得不超负荷工作，久而久之，五脏六腑的元气下降，功能减退，就会造成"食伤"。

所以，并不是说只要每天吃好的喝好的，看似营养足足的，就肯定能气血充盈。其实，过剩的营养也会损伤我们的气血，导致疾病。

同时，日益污染的生活环境、加班熬夜等不规律的作息习惯等，都会损耗我们的气血，并且对气血的再生造成影响，导致身体气血不足、气血不畅。

气血不足、不畅，就会影响人体正常的生理功能，久而久之，积劳成疾，最终导致我们的身体出现文章一开始提到的各种各样的问题。

但很多时候，我们对此漠不关心、视而不见，通常都是在默默地忍耐。只有当"病来如山倒"，身体不能再承受时，才去认真反思，考虑我们的健康问题。而那时，我们的身体已经千疮百孔，成了"空壳"，再也经受不起任何微小地打击了。

历代中医名家在治病和养生的过程中，都离不开"气血"这两

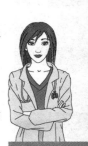

个字。清代医学大师王清任对气血的认识最为精到。他主张"治病之要诀，在明白气血"，因为无论是外感疾病，还是内生疾病，最初都不会是伤人的脏腑、筋骨、皮肉，而是伤人的气血，所以，治疗调养的关键就在于"调气活血、补气养血"。

有些朋友常常会觉得头晕、健忘、面色发白、心悸、心烦等，这是由于你的心血比较虚，在平时的饮食调节上要注意饮食清淡，易于消化，富于营养，这样可以促进气血生成。忌食辛辣和过咸的食物，以免伤阴血使脉道凝涩，气血不通，还要忌讳饥一顿饱一顿，这样更损伤脾胃，容易使心血更虚。

还有些朋友常常眩晕、眼花、耳鸣、急躁易怒、精神抑郁、乳房疼痛，这说明你肝脏的气血不足。在生活中要注意晚上一定不要熬夜，在 11 点前准时入睡，这样肝胆才能得到正常的休养，肝血得以及时回流，另外还要尽量避免眼睛过度疲劳，在饮食上适当吃一些补肝的食物，如核桃、花生、大枣、桂圆、蜂蜜等，多吃苹果、葡萄、山楂等水果。

平时爱咳嗽、胸闷、口唇发干、疲倦乏力的朋友，告诉你，这是由于你肺气不调导致的。所以适当地吃一些银耳、百合、雪梨等古往今来公认的润肺食物，才是最佳的保养之道。

常常腹胀、腹泻、吸收不良、形体消瘦、面色萎黄的朋友，很不幸，这是你的脾脏出了问题，说明你脾胃虚弱。建议要多吃粗食淡饭，以米粥、薏苡仁粥、茯苓夹饼、大枣等健脾养胃之品为主，少吃油腻等不好消化的东西，以免伤及脾胃。

如果你发现自己脱发严重、腰膝酸软、耳鸣健忘、反应迟钝、未老先衰，那你就是出现了人们常说的肾虚了，生活中要注意避免久行久立，以防伤筋动骨，注意保暖避寒，防止寒燥伤肾，在饮食上适当多吃点核桃、山药、芡实等补肾的食物。

总之，"气血足，百病除"，只有气血充足，才有利于全身经络的通畅，有了充足的气血和畅通的经络，人体的脏腑才能得到更好的濡养而使功能强健起来，气血充足、经络畅通、脏腑功能强大，我们的身体就会有一个良好的内部环境和强大的免疫体系，既能够及时清理内部的各种毒素，又足以抵御外来的致病因子。

日常生活中，只要我们多注意保健、畅通气血、补足气血，健康就会长伴我们左右；只要我们每天都让气血畅通、让气血充足，我们就会"百病不生"。

 "斑"主任不好当，恼人的斑斑

雀斑，对于爱美人士来说，一向视之为美丽的天敌。两个月前我遇到一位打扮入时，戴着一副眼镜的少妇，眼镜的下面却是一脸的愁容。在她说明缘由之后，我了解到是她脸上的雀斑让她的心情每天阴云密布。

她摘掉眼镜，我看见她脸上的雀斑确实很多，在眼睛下面，鼻翼两侧，脸颊上部都密密麻麻地分布着那种褐色的斑点。不过，仍然可以看出她姣好的面容。她说"现在我出门都不得不戴上眼镜以遮住一部分雀斑，不然都不敢见人了"。

在一段时间的交谈后，我了解到她的雀斑不是先天遗传，而是后来才有的，曾为脸上的雀斑花了不少金钱，买各种去斑纹的护肤品，在各种宣传广告、杂志上看见的有助于美白祛斑的药片、食物

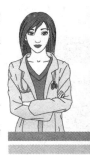

也吃过了，但是都没有从根本上摆脱这种烦恼。往往是抵得了一时然后又会重复昨天的故事，留给这个美丽少妇的只剩一声叹息和一腔幽怨。

随着美容科技的不断进步，在大量激光祛斑技术的大肆宣传下，她也曾动过去做手术的念头，但是由于对手术安全性的担忧，又经好友对中医祛斑的推荐，于是找到了我。

看着外表这样华丽的少妇，心里却有这样的"斑痛"，我宽慰道："雀斑不是什么大问题，给自己点时间，我教你一个刮痧方法，照我的话坚持去做，保证让你以后出门不再需要眼镜这块'遮羞布'"。这时候少妇的脸上才露出难以见到的笑容，似乎看见了希望之光。

给她的祛斑方法就是在身体上的几个穴位刮痧。这几个穴位分别是印堂穴、血海穴、三阴交穴、足三里穴和合谷穴。

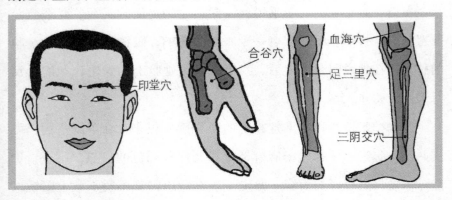

找这几个穴位很简单，印堂穴的位置在前额部，两眉毛连线的中点就是它了。取血海穴的时候，将腿绷直，在膝盖内侧会出现一个凹陷的地方，在凹陷的上方有一块隆起的肌肉，肌肉的顶端就是血海穴。三阴交穴在小腿内侧，脚踝骨的最高点往上三寸处。足三里穴，找穴时左腿用右手、右腿用左手以食指第二关节沿胫骨上移，至有突出的斜面骨头阻挡为止，指尖处即为此穴。最后这个合谷穴最好找了，拇指、食指合拢，在肌肉的最高处取穴，或拇指、食指张开，以另一手的拇指关节横纹放在虎口上，拇指下压处就是合谷穴。

找好了这些穴位就可以开始施展刮痧术了。为了防止刮伤皮肤，可以先蘸点植物油或清水。首先刮印堂，用刮痧板的外弧型板刃，以印堂为起点交替向左、右两方刮拭。这里肉少皮薄，手法要轻柔，以自己耐受为限。接下来要刮合谷穴了，可以拿刮痧板的一个尖角点按合谷，按出酸胀的感觉，按 2 分钟。现在该轮到下肢上的穴位了，第一个是血海穴，我们刮的时候可以力度大点，用刮痧板的弓背从上向下顺刮，反复刮动。刮完血海穴再刮足三里，这里的肌肉不丰厚，对疼痛较敏感，从上往下顺刮，可以放慢刮的速度。同样的方法刮三阴交穴。

刮的时候不是来回反复地刮拭，要沿同一方向刮，力量要均匀，采用腕力，刮的时间不宜太长，因为刮板对皮肤会有损伤，一般刮 10 ~ 20 次，以出现紫红色斑点或斑块为度。

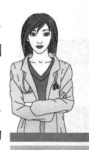

"出痧"的皮肤红红的，看上去有点儿可怕。其实，不管怎么红，都不必担心，因为这对皮肤是没有损害的。一般情况下，皮肤上的"瘀血"会在 3 ~ 5 天内逐渐消退，迟一些也不会超过 1 周就会恢复正常，不仅不会损害皮肤，而且由于这种方法活血化瘀，加强了局部的血液循环，会使皮肤变得比原来还要健康、美丽。

但也不用天天刮，第一次刮完等 3 ~ 5 天，痧退后再进行第二次刮治。刮拭后二三天内刮处会有疼痛现象，不要惊慌，这是正常反应。

容易发生雀斑的女性多是由于经络不通畅，气血流通受阻，以致身体里的毒素、垃圾排不出去，淤积在面部就形成了雀斑。刮痧是疏通经络、活血化瘀的一个很好的方法。

印堂穴，估计我们都有过这么一个体验，用一根手指指着印堂，但不要挨上皮肤，很快这个地方就会有一种酸胀，甚至眩晕的感觉。这说明印堂穴是一个非常敏感的穴位，在这里汇集有人体好几条重大经络，按揉它可以很好地调节气血。

血海穴，从这个名字里就可以看出它犹如一个血的海洋，不仅能生血，在活血化瘀方面也是很不错的。最后，足三里和三阴交，是大家都很熟悉的两个穴位，调理气血一定少不了它们的帮忙。

对于合谷穴，有一句话叫"面口合谷收"，雀斑属于面子问题，用它自然是很管用的。

值得注意的是，美丽不是一朝一夕就可以获得的，刮痧之术也需要你的坚持不懈。凡用刮痧术治疗后 1 小时内，不要用冷水洗脸及手足。如有特殊情况，只能用热水洗。刮拭后，可饮用一大杯热开水以助新陈代谢。

雀斑问题让人烦恼，它能让你的容貌打折，它能让你在交际中失去自信，"面子"问题永远都是最重要的，谁都想拥有白皙水嫩的肌肤。告别"斑主任"不再只是梦想，通过一些简单的中医疗法就能让你简单又快速地解决脸部雀斑的烦扰。

 "大姨妈"太任性，拿它实在没办法

周小姐来门诊询问月经的烦恼，她坐在我面前，神情憔悴，不管是谁都可以看出来她很不健康——枯黄的头发、没有光泽的皮肤、黯然的表情、很像是大病初愈的样子。

周小姐跟我说："近几个月我的月经很不正常，两三天就没有了，而且量少，弄得我担惊受怕，这是怎么回事呢？"像周小姐一样，很多女性患者来门诊时都有月经上的烦恼，比如月经提前，月经量大，月经量少，甚至没有月经。

我问她："以前出现过这样的问题吗？"

周小姐说："也有问题，不过没有这么严重。"

我又问："平常生活习惯如何呢？"

周小姐说："我是做审计的，每年这个时候非常忙，早起晚归，就连周六日也得赶进度。吃的话，平时随便吃点饼干，吃个水果就行，正好减肥。"

我对她说："你工作辛苦，需要很多体力，但是你没有正常的饮食习惯，休息也是马马虎虎，身体不出问题才怪！都说女人是半边天，你这个女强人占的那块天呀，破了。"

周小姐听完一脸着急，赶忙问道："大夫，我是不是得补补？"

我称赞道："聪明。你的容颜憔悴，面色无光，看起来没有生气，好像老了十岁，是得补补，我这里有一个方子，拿回去试试。"

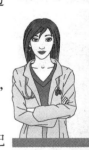

我为周小姐介绍的"方子"其实是一道药膳——药肉粥，它记载于宋朝王怀隐编纂的《太平圣惠方》中。古人认为粥是世间第一补人之物，由于粥食便于吸收，利于消化，放入药草，效果更是明显，特别适合长期食用。

主要原料有：羊肉 1000 克，当归、白芍、熟地黄、黄芪各 25 克，生姜 3 克，大米 300 克。

具体做法是：当归切碎，炒一下；先将羊肉细细切好；锅中放水5000毫升，将切好的羊肉取出125克与当归、白芍、熟地黄、黄芪和生姜一起放入锅中熬煮；熬煮至汤汁300毫升时停火，过滤汤汁；将汤汁和大米一起煮粥，粥快熟时，放入剩下的羊肉，煮到肉熟米烂就可以吃了，空腹食用。

羊肉具有怎样的功效呢？《本草纲目》里记载"羊肉补形"，自古以来，羊肉均被用作补益身体的佳品，它具有很好的温补气血的功效。陶弘景在《名医别录》中说："羊有三四种，入药的以青色羖羊（公羊）为胜"。意思就是公羊的补血效果最好。

黄芪素有"补气药之最"之称，补血的同时也要补气，气血是密不可分的，药肉粥中放入黄芪是为了让血通畅无阻。有的人可能不明白，补血为什么还要补气。我们都知道女人以血为本，补血对于女性来说无疑非常重要的，补气同样也很重要，中医认为"气能行血"，血要靠气来推动，才能在身体内流通，濡养全身。可见气和血相辅相成，两者成缺一不可，补血也要补气。

我们再简单地介绍一下其他几味中药。当归大家一定非常熟悉，是出了名的补血活血药，也是公认的"妇女之友"。药肉粥中我们使用当归头，当归头就是当归最粗的那一部分，吃当归头会使气血上行，当归尾则相反；白芍和熟地黄的主要功用也是补血养血。

羊肉、黄芪、当归、白芍和熟地黄一起使用，配以粥食可谓是强强联手，补血行血效果不可小觑。周小姐工作劳累，身体羸弱，气血虚弱，药肉粥既美味，又能补身养血，对于她来说是非常合适的。最后注意一点，这道粥虽补，却不适合阴虚火旺的人。阴虚火旺的人有以下症状：烦躁易怒、面目赤红、口干舌燥等，这些人吃了药肉粥无异于火上浇油。

周小姐听明白之后答应回去试一试，想马上离开。我说："别急，还没完。补是补了，补得再多，你漏得也多，不是等于没补吗？人是需要休息的，就算你每天吃粥喝药，你不好好睡觉，求神拜佛也不管用。"

如果说人体是一部汽车，那么自己的家就是加油站，吃饭睡觉自然就是在加油了。汽车跑了几百公里不去加油站补充汽油还能跑吗？合理的膳食，充足的睡眠都是补充气血的关键要素。既然好好吃饭了，也要好好睡觉，保证充足的睡眠。

有的人认为充足的睡眠就是多睡一会儿，这种理解并不充分。半夜 4 点睡觉，睡到中午 12 点，睡了 8 小时，睡觉时间够了，但是这种做法健康吗？睡觉要做到早睡早起，还要保证睡眠的质量。我叮嘱周小姐最好在晚上九十点休息，早上六七点起床，就算周六日最好也要按照这个时间作息。

人的作息一定要有规律，才会健康。如果睡不着怎么办？睡觉前要把心中的杂念扔掉，否则不论如何也是很难入睡的，就算勉强睡着也不能很好地恢复精神，所以睡觉前可以喝一杯牛奶辅助睡眠。睡觉时不要趴着睡，蒙面睡；宜采取右侧卧的姿势，不会给心脏和胃带来负担。

现代女性尤其辛苦，不但要上班，回到家还要做饭、做家务，恨不得再生出一双手脚帮帮忙。于是聪明的她们就从吃饭，睡眠上挤时间。吃饭上，她们喜欢做的简单点，或者买一些方便食品，甚至不吃；睡觉的话，她们在工作日晚睡早起，休息日晚睡晚起。天

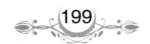

长日久，种种不良的生活习惯会像慢性毒药一样慢慢毒害她们的身体，一照镜子看吧：面色无光，头发枯黄。谈何现代女性的美丽与自信呢？所以，补血不但要寻求合适自己的方法，也要改善生活习惯，相信会有惊喜等着你。

第 十 一 章

好方法胜过好医生，做个气血充盈的女人

任何事情的成功都离不开好的方法，补养气血同样需要好方法。什么样的方法才是好方法呢？简单、方便、有效。比如吃饭，人人都吃，天天都吃，够简单，够方便，但只有把饭吃好，这个方法才有效。所以，能吃好饭的女人不简单，能靠吃饭养好气血的女人绝顶聪明。当然，除了吃饭，还有畅通经络、不过度劳累等日常的生活细节也可以帮助我们很好地补养气血。如果这些都做到了，不用寻名医，找秘方，同样可以做一个气血充盈的美丽女人。

 好好吃饭的女人才能养得住气血

说到补养，多数女性都会一下子联想到补品，认为只有补品才能起到补养的作用。于是，很多注重保养的女性无论是家里还是身边都会藏有各种各样名目繁多的补养品。其实，当人们积极于滥用各种补养品的时候，恰恰忽略了最重要的补养品，那就是我们一日三餐所吃的饭。

为什么说饭是我们最重要的补养品呢？

先来说说气血从哪里来吧。也许有的朋友会认为血从心脏里来，这是片面的了解，心脏只是管理血脉的，而非血的源头。《黄帝内经》

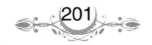

里提到"胃经主血",就是说胃是气血生化的源头,是我们的后天之本。人活着所需要的一切营养物质都要依靠胃腐熟,然后经过脾来将全部精华上输给心肺等脏器。所以脾在《黄帝内经》中被称为"谏议之官,知周出焉"。这句话是什么意思呢?就是脾需要了解四方的情况,知道各个脏腑对气血的需要来保障供应。又被称为仓廪之官,所以脾是五脏六腑的后勤部长,胃是气血原料的制造者。脾胃合起来就是气血的来源。

既然脾胃是气血的来源,那就说明食物是气血的原料而不是我们所以为的那些补品,因为胃的存在是为了让我们能够吃饭、活下去,而不是为了吃补品才长出来的。气血的真正来源是脾胃,明白了这一点,就应该明白吃饭的重要性。不要再去天天惦记着什么补品能养气血了。

养气血就是要好好的吃饭,补血最有效的办法是通过食物来补。

说到好好吃饭,有人会说"我每天都吃得很好啊,什么鸡鸭鱼肉、海参燕窝,可是我还是很虚弱。"我们的祖先告诉我们:"五谷为养,五果为助,五菜为充,五畜为益",五谷是养命之根本,被放在了首要的地位,其他的蔬、果、畜都是辅助和补充。好好吃饭,就要好好吃五谷,吃主食,而不是作为补充的鸡鸭鱼肉。

现在的人,总是拒绝或减少吃主食,然后大量地吃肉、吃生冷的蔬菜水果,理由是吃了主食会发胖,吃这些不会胖!但事实并非如此,肥胖并非是因为吃多了主食造成的,而是体内脾、肾、肺脏的阴阳失调,多湿邪痰饮,无力完成水液的气化和代谢,致使湿邪痰饮潴留体内,这正是气血不足、阳气不足的表现,而不吃主食只会加重气血不足,更加无力去推动运化,造成恶性循环,长此以往身体的元气与气血就将消耗殆尽。

所以，从现在开始，一定要合理调整自己的饮食。多吃一些五谷杂粮、豆类，用小米、江米、大米、黑米、麦仁、玉米仁单独或搭配，加入些豆类、莲子、薏米、芡实、百合或是花生、核桃、杏仁等坚果熬粥，或是用打糊机打成米糊来食用，更有利于消化吸收。

不过可不要贪多，适量搭配，一两样米加上一两种豆类或坚果就可以，豆类和坚果不要太多，否则油脂太大，肠胃负担也会增大，反而无法吸收。

有了足够的主食后就可以搭配着吃一些应季的、新鲜的蔬菜和水果了。

好好吃饭，除了要知道吃什么，还要懂得怎么吃，其实这个问题就是如何调养脾胃的关键和具体的方法了。

首先要做到定点吃饭，绝不刻意饿自己。一天三顿饭，确实很麻烦，但要想身体好，必须尽可能地按时按点吃饭，如此这般才能为身体细水长流源源不断地输送能源，才能保证气血的充足。

其次，每顿七分饱，绝不撑着自己。每顿饭都不要吃得过饱，因为胃消化食物也需要消耗气血能量，吃得过饱会加大胃肠负担，而且吃下去的东西也不能全部吸收。这一条贯彻起来一定要坚决彻底，绝不迁就自己对美食的欲望与味蕾。细嚼慢咽是个有效措施，离开餐桌与美味食物也是有效方法，养成了习惯就成。

最后，多吃家常饭最好，拒绝美食的诱惑。家常饭是目前在食品安全现状堪忧的背景条件下比较安全健康的吃饭方式，经常变换菜品与主食，尽量选择对家人健康有利、符合季节、体质需要的食

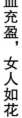

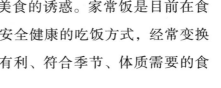

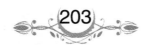

材，简化烹调步骤，清淡素洁，干稀搭配，温热可口，才是最养生的一日三餐。

这里有一个问题，很多朋友在听到饮食要清淡以后，就恨不得油盐都不吃了，结果天天清水煮菜，时间一长，肠胃就要闹意见，吃成了面如菜色。其实不必如此，清淡是指不要大鱼大肉，不要辛辣油腻厚味，五味调和，油盐要适量，并非不吃。

饭后要杜绝马上看书、看报、上网、看电视的行为，因为饭后气血要尽量供应给胃来消化食物，这个时候看书看报上网，就要调动气血到大脑和眼睛，会减弱胃部的供血，而胃又必须有足够的气血供应，于是乎心脏就要加力泵更多的血给这几个器官，连锁反应就是让心脏、胃、大脑、眼睛都很累，而胃和心脏都受到了损害，所以最好保持饭后一小时内不要做这些事情，可以静静地坐一会，让气血充分的去胃部工作。

最简单的就是最实用、最管用的，要想气血足，先要吃好饭，吃对饭。不信您就试试。

瘦弱女性吃鸡补气血

常常都听到一些女性朋友大喊减肥口号，尤其是在年轻女孩中，减肥似乎是人人所要进行的事业。然而也有不少的女孩在被人羡慕着纤瘦的同时有着自己的烦恼。别人看见的是她的瘦，却看不见她由于过瘦而必须承担的痛苦，她们经不起一点点感冒，每一场流行感冒的盛行都将被卷入其中，而且历时弥久，常常感到浑身酸软无力，吃什么都不能很好地吸收。

俗话说，"逢九一只鸡，来年好身体"。在民间，鸡肉一直是餐桌上不可或缺的美食。由于它的养身奇效，女性与鸡更是亲密之友，连坐月子这样的大日子都是靠鸡的帮助来恢复元气。

鸡肉是我们大家的最爱。回想小时候，吃不上猪肉，只有到过年的时候，母亲才会不舍地杀掉一只鸡给大家过年，那个时候母亲就有一手好厨艺，虽然不像现在有各种各样、品种齐全的调味品，但是母亲做出来的鸡还是让我们兄妹几个一连几天都回味无穷。从那时候开始一直到现在，在各种肉类中，我最喜爱的还是滑嫩的鸡肉。

鸡肉的肉质细嫩，滋味鲜美，适合多种烹调方法。它不但适于热炒、炖汤，而且还是比较适合冷食凉拌的肉类。鸡肉的营养价值很高，有"济世良药"的美称。尤其是在冬季，人体对能量与营养的需求较多，经常吃鸡进行滋补，不仅能更有效地抵御寒冷，而且可以为健康打下坚实的基础。

《本草纲目》禽部，记载了鸡肉的众多疗效。其中提到这样一个方子："脾胃弱乏，人瘦黄瘦。用黄雌鸡肉五两、白面七两，切肉做馄饨，下五味煮熟，空腹吃。每天一次。"也就是说鸡肉可以温中益气、补精填髓、益五脏、补虚损。中医认为，鸡肉还可以治疗由身体虚弱而引起的乏力、头晕等症状，瘦弱体虚的人吃鸡肉可以生肌增力。

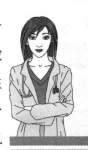

现在的科学研究也表明，吃鸡肉能够提高人的免疫力。鸡及其萃取物具有显著提高免疫功能的效果，这一观点与营养学以及传统的中医理论不谋而合。

营养学上一直有"红肉"和"白肉"之分，我们可以简单地从颜色上来区别，所谓"红肉"就是指猪、牛、羊等带血色的肉类；而"白肉"则指的是禽类和海鲜等。鸡肉就是白肉中的代表，具有很好的滋补作用，又比红肉更健康。这种可以培育正气的食物，一些常处于亚健康状态下的人更应该多吃。

例如，一开始我们提到的那些身体比较瘦弱的女性，以及工作强度大，健康状况又不太好的女性，都应该适当地多吃点鸡肉补一补。

鸡的吃法不一而足，有一款鸡肉药膳叫人参鸡汤。人参为草本植物人参的根，古人称之为"神草"，因为它功能神奇，能"起死回生"，入药历史悠久，《神农本草经》将其列为上品，谓"主补五脏，定精神，定魂魄，开心，益智，明目"等，同鸡肉一起熬汤，具有补气安神的功效。不仅是药膳还是美味佳肴，特别适合气虚、失眠的人群。

上了餐桌，该吃吃，该喝喝，一尽兴就把握不好度，爱喝酒的人易醉，爱吃鸡肉的人也会忘了管住自己的嘴，一不小心就把自己吃到撑。需要注意的是，鸡肉虽然是一种营养佳品，但不是所有人都适合吃鸡肉进补。

鸡肉性质温热，如果是因为发烧发热等身体不适，或者是胃腹胀，这时候再吃鸡肉喝鸡汤会很不合适，对身体有害无利。

还有感冒生病了，有些人可能也会觉得吃点儿鸡补补挺好，或者吃不了鸡肉喝点儿鸡汤也不错，这里要注意，首先得分清症状后再考虑是否用鸡汤来补身体。如果是体质虚弱的人感冒，一般就是虚证外感。中医上有"虚则补之"一说，所以，此时让他喝点鸡汤、吃点鸡肉是再好不过了。但如果是平时体质很壮实的人感冒，就大多是实证外感。这种情况下用上滋补的食物反而会火上浇油，加重病情。鸡汤能扶助正气，感冒时喝鸡汤适宜于虚证外感者，而不适宜于实证外感者。

多食鸡肉易生痰，体胖、患严重皮肤疾病的人应少食或忌食；动脉硬化、冠心病、高血脂、肾病患者在酒桌上也一定要忌口。

都说鸡全身是宝，鸡蛋可养气血；鸡冠可治中风；鸡血可治骨折疼痛，中恶腹痛；但是鸡屁股是细菌病毒及致癌物质的仓库，也是淋巴最为集中的地方，千万不要食用。

女子娇小，可以说小鸟依人，若过于瘦弱，则不免要时时遭受疾患的侵袭。因此要健康，不要瘦弱才是王道。治病要治本，养生要养根。瘦弱的人常吃鸡肉可以从根本上改善体质，从而为健康多一份保障。

古方玉灵膏，值得每个女人拥有

现在的女性都特别注重保养，尤其是年过三十之后，有很多女性，会想很多办法，花很多时间，试很多产品，希望肌肤能够水嫩滋润，宛若桃花，可是很多时候，效果都不太明显。

这个时候，你再回头看一眼中学里的女孩子，尽管她们没有化妆，护肤品也用得比较简单，但皮肤却是光滑水嫩。古人形容女子皮肤好的时候会用"肤如凝脂"这个词，你在她们的脸上是能真正感觉得到的。这个时候的女孩子会让人感受到无限的青春与活力，一切都是鲜嫩的，饱满的，皮肤的色泽娇嫩鲜艳可以说是青春的标志。

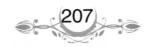

那为什么十七八岁女孩的气色会那么好呢？用中医的话说，其实就是"气血充盈"这四个字。中医认为："所以得全性命者，气与血也。血气者，乃人身之根本乎！"就是说，气血是人的根本。

我们每天吃饭、走路、上班、学习、上厕所……这一切活动都是"气"在提供着能量。现在由于社会竞争激烈，工作量的增加，压力的增大，年龄的增长，家庭的负担，使很多进入工作岗位的人都处于气虚的状态，比如经常会感觉疲倦易困，懒得动，懒得说话，皮肤松弛得厉害，人老得快，等等，这些都是气虚的信号。

但是遇到这种情况多数人去医院检查却检查不出任何结果来，于是人们就继续劳作，身体继续加速运转。这个时候，气不够了，一部分血就要被暂时调动出来，化生为气帮助提供能量。时间长了，人体的血也会相对不足，面色苍白，易头晕，月经也会变得稀少或者延迟。这样就形成了气血两亏的状态。

此类女性在平时的调养中，就要多注意补养气血。

在这方面，清代王孟英在他的著作《随息居饮食谱》里给我们提供了一个很好的方子："自剥好龙眼，盛竹筒式瓷碗内，每肉一两，入白洋糖一钱，素体多火者，再入西洋参片，如糖之数。碗口幂以丝绵一层，日日于饭锅上蒸之，蒸到百次。"

当然，我们现在做的话，不必这么烦琐，可以将它适当地简化一些，也可以起到相同的功效。具体的制作方法如下：

首先取适量的龙眼和西洋参，制作膏方的时候，取二者的比例为10：1。然后将龙眼肉捣成泥状，西洋参研成粉末，二者与白糖一起放入一个带盖的瓷碗中，搅拌均匀后，将碗密封盖好，放入蒸锅中蒸熟，一般蒸3~4个小时就可以了。至于一次究竟做多少合适，

子宫好、乳房好、气血好——三好女人一生安康

208

可以根据自己的时间安排，或多或少地做。如果时间充裕，就一次少做一些，多做几次；如果时间紧张的话，那就把它们的量都适当地增大一些，一次多做一些。

每次吃的时候，用一羹匙的量，开水冲泡服用，每天一次或两次都可以。

龙眼，也叫桂圆，在超市里都可以买得到这个东西。在我国很多地方，结婚的时候都要吃桂圆，寓意为早生贵子。实际上，除了"桂"与"贵"谐音这层意义之外，与桂圆气血双补的作用也有很大关系。

桂圆吃在嘴里是甜的，甘者入脾，最适宜补益我们的中焦脾胃。据说有一个小孩总是便血，吃了很多药都不管事儿，后来有人告诉他要多吃桂圆，吃了十多天之后，病居然就好了。这是怎么回事呢？中医认为"脾统血"，小孩子便血不止，原来是脾气虚了，统摄血的能力变差了，而桂圆是补益脾胃的好东西，能把虚弱的脾气补起来，所以孩子吃十多日之后，脾气强了，血就被重新固摄住了。

当新鲜的桂圆下去之后，我们吃到的更多的是干桂圆。这个时候剥开皮，会看到桂圆的颜色是赤褐色的。在五色中，赤色，也就是红色，是入心经的，所以，桂圆除了能补益脾胃之外，也是补养心血的一个好食品。当我们心悸怔忡，心突突乱跳或者心神不宁，夜里总是不停地做梦时，多吃一些桂圆，可以取得很不错的效果。

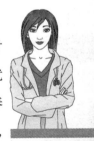

中医认为思虑过度会劳伤心脾，因此，桂圆非常适合脑力劳动者，或担忧较多、心情不畅的朋友。由于桂圆性质是温热的，长期服用桂圆可能会出现上火的情况，如果体质属于阴虚火旺型的，或者阳气足，身体壮实的人，一定不要经常服食桂圆。再一个，火盛容易动血，因此，孕妇服食桂圆很可能会出现胎动不安的情况，这点大家也要注意。

西洋参最显著的一个功效就是补气滋阴，当你情绪不好爱发火、口干舌燥食欲差、浑身没劲总犯困时，不妨用西洋参来调理调理，因为这些症状其实都是气阴两虚的表现。现代人，大多工作忙碌、生活不规律、精神压力大，而且睡眠往往不足，很容易造成脏腑功能受损，导致气阴两虚。

与其他参类不同，西洋参是一种"清凉"参，这也是我们这个"玉灵膏"里用到它的最主要的原因。前面我们说了，桂圆性温热，有些身体里有热的同志吃了这个之后就容易上火，但他又需要补养气血，那该怎么办？就是调一些性凉的西洋参进去，这样寒热一中和，这个玉灵膏的性质就会变得非常平和，适合各种人吃了。既达到了补气血的功效，又克服了容易上火的弊端，所以这个玉灵膏是一个非常好的滋补品。

中国人从古代就有进补的习惯，现代人更有条件为自己进补。许多人意识到健康的重要性，在繁忙的工作之余，会去饭店里要上一桌珍馐美味，或者在家里自制一些健康餐饮，好好补一补。这种意识非常好，但有一点很重要，一定根据自己的体质状况，用合理的方法来补，因为只有这样才能达到进补的效果，千万不要人云亦云，赶流行。

❀ 经络通畅是气血健康运行的保障

一位日本家庭主妇的名字水谷雅子红透亚洲，不是她有多漂亮，而是她的肌肤保养得相当好，几位采访她的记者纷纷表示，水谷雅子女士就算是近看，肌肤都是很水嫩的样子，连皱巴巴的"鸡脖子"也没有，岁月在她的身上没有留下一点痕迹，几乎看不出她是孩子妈，白里透红的肌肤就跟小姑娘一样。

我们知道，女性的皮肤从 25 岁就开始走下坡路，肌肤逐渐衰老，任何熬夜或者是压力过大，都能导致女性的皮肤出现问题，最明显的就是肌肤老化，失去了往昔的娇嫩，年龄虽说是女性的秘密，但是肌肤保养不当，就会很快暴露你的年龄。

爱美之心人皆有之，更何况像鸡蛋白一样的肌肤是每一位爱美女性最大的渴望，怎么才能让这种理想变成现实呢，需要光子嫩肤才行吗？只有天生丽质才可以吗？鉴于女性朋友对肌肤的担忧，我就在这里就告诉你一个只要通过瑜伽拉筋就能够嫩肤的秘密武器——头触膝式瑜伽操。

三角式是瑜伽中很经典的动作，而我要介绍给大家的是三角式的变化形式，叫作头触膝式。

具体拉伸方法如下：身体站立，肩膀放松，让两个胳膊自然下垂，深呼吸几次，让呼吸顺畅平稳，先把左脚向后伸出去，右腿保持原地不动，并绷直紧张起来，此时，两只脚站立的姿势形成一个"V"字形。上半身前倾，尽量靠近右腿，向前弯曲，脑袋这时也配合着向右腿靠近，如果身体的柔韧度够好的话，可以做到让鼻子尖碰到膝盖的程度，在弯曲的同时，两手配合着自然地按在右脚两边的瑜伽垫子上。连续做 3 ~ 5 个深呼吸，深度呼吸有助于给大脑提供氧气，加速血液运行，活化肌肤。然后慢慢直起上半身，过程要缓慢，收回左腿，直到恢复一开始的站立姿势，均匀地调整一下呼吸

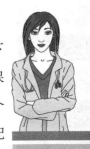

就可以了。然后再换成右腿向后迈出，重复上述动作一遍就可以了。每天坚持，可以缓解肌肤干燥，使肌肤润滑。

这里需要注意的是大家在练习过程中，要时刻掌握住身体平衡，瑜伽的每招每式都很重视平衡的调控，这样才能事半功倍，并且需要提醒的是，患有高血压、心脏病的人不能做这类拉伸的瑜伽动作，同时也不要在睡前做，感冒或者生理期也不适合练习，否则容易产生不良反应。

练习的过程中要注意呼吸，舒缓的深呼吸可以保证血液质量、促进血液循环。身体内部的血液循环好了，身体表面的肌肤才能健康娇嫩。

这套瑜伽运动主要是通过拉伸来调节肝脏、肾脏的运行，长期锻炼能达到"肾气足，肝血宁"的效果，进而加快新陈代谢、排出体内毒素，起到嫩肤效果。

肾为先天之本，就是说肾是身体的基础，你看肾不好的人脸色都发黑，这是肾虚引起的气血不畅导致。肾位于腰部，《素问·脉要精微论》说："腰者，肾之府"，这套瑜伽里对腰部的下弯拉伸可以对肾起到很好的养护作用。

肝主疏泄，如果肝的疏通能力退化，气运行的管道就会越来越堵，气为血帅，气是推动血行的动力，气走不动了，那血也走不动了，所以这套功法中让你把腿呈大"V"字展开下压，就是因为肝经贯穿于脚背到大腿，这样下压，能抻拉肝经，从而恢复肝的疏导功能，使得气血畅通调和，有效养护、滋润肌肤。

所以说，无论是内分泌还是其他原因引起的一些肌肤问题，通过练习头触膝式瑜伽操都能够解决。像这样简单又容易操作的拉筋

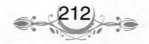

法，你可以随时进行操作。持之以恒，便会拥有水当当的嫩滑肌肤。

其实，不光头触膝式瑜伽有嫩肤功效，有的人练的陈氏太极拳，那种缠丝劲也有嫩肤的作用，甚至有返老还童的效果。

这套拳法要求拳势动作要走螺旋式的运动形式，让人体从腰开始，不论脏腑、肌肉、还是穴位，都在反复旋转中完成。缠来缠去，拧来拧去，左绕右绕，不是画圆就是画弧形，无时不在进行螺旋式旋转，使内脏自我按摩，以拳炼精，以拳引气，再以气引血，气引血行，气血下行，从而调整人体气血平衡。

《黄帝内经》中就说，经络是调整全身平衡的重要渠道，这套拳法就这样将经络疏通，进行行气活血化瘀，达到嫩肤润肤的效果的。

我教给你的拉筋法都是一些要求比较宽松的，像一些需要配合冥想、呼吸之类气功的拉筋法，我不建议你在没有导师引导的情况下而自己摸索着做，因为这些方法对练习者的要求很高，稍微做得不到位便可能出现适得其反的效果。而像我教你的头触膝式的简便瑜伽，在办公室或者家里都能自行操作，省时省力还效果显著。

所以说，并不一定是高深的方法才是最好的，就像买东西一样，只选对的不选贵的，顺其自然、放松随意的功法反而会有好效果，或者把一些嫩肤的拉筋法与娱乐相结合更好，就像寓教于乐一样，不仅能拥有你想要的娇嫩肌肤，还能从中解压和收获快乐，往往这些简单的拉筋方法反而会给你意想不到的收获呢。

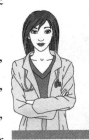

 常灸足三里，脾胃好，气血足

艾灸养生，对于30岁以上的人尤为重要。王焘在《外台密要》

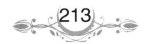

中说"凡人年三十以上若不灸三里，令人气上眼暗，阳气逐渐衰弱，所以三里下气也。"就是说，30岁以上的人阳气逐渐衰弱，灸足三里穴可补气壮阳。

在古代的日本江户，每建成一座新桥，都要邀请年龄最高的长者第一个踏桥渡河。有一年，江户的永代桥建成之后，依照习俗，三河国的174岁的万兵卫第一个"初渡"。

在举行"初渡"的仪式上，德川将军问万兵卫有何长寿之术。万兵卫答道："这事不难，我家祖传每月月初八天连续灸三里穴，始终不渝，仅此而已。我虚度174岁，妻173岁，子153岁，孙105岁。"

德川听后，很是感慨，而三里穴这个长寿穴也因此脍炙人口，之后日本人"婴儿灸身柱，促发育；十七八岁灸风门，预防感冒；二十四五岁灸三阴交，促生殖健康；三十以后灸足三里，促长寿；老年时灸曲池，促耳聪目明，预防中风"的灸法保健习俗也就形成了。

足三里穴自古作为保健要穴，灸足三里，得长寿的养生秘诀，一直为古今医学大家和养生大家所珍视。中医认为，艾灸足三里穴有很好的效果，可增补后天气血生化之源，使气血化生源源不断，四肢百骸及脏腑均得以滋养，延缓人体的衰老。

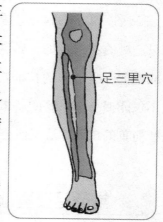

足三里穴

名医孙思邈也曾提出："若要安，三里常不干"。这说明古人用艾灸足三里来治病养生，但古代多用瘢痕灸，现在多用温灸了。

足三里以艾条悬灸为好，将艾条的一端点燃，对准足三里穴，在距皮肤 2～3 厘米处固定，进行熏烤，使局部有温热感而无灼痛；或在施灸时，手持艾条，使点燃的一端与皮肤保持一定的距离，但不固定，而是向左右方向移动或反复旋转施灸；或使艾条燃着的一端与穴位不固定在一定的距离上，而是像鸟雀啄食一样，垂直穴位一上一下移动施灸。每日灸 1 次，每次 10～15 分钟，以穴位处皮肤感到温热、发红为度。

"足三里"为足阳明胃经之合穴，是五俞穴之一，其性属土经土穴，"合治内腑"凡六腑之病皆可用之。"胃者五脏六腑之海也。"所以，胃为水谷之海，能包容五谷。

胃和脾相表里，均为仓廪之官。主要职责是受纳、运化水谷，输布精气、津液于全身。"足三里"为胃经之主要穴位，它有理脾胃、调气血、主消化、补虚弱之功效。

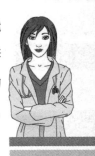

灸"足三里"能调整消化系统使之功能旺盛，吸收营养增加能源，对全身各系统都有强壮作用。金元时代，四大医学家之一的李东垣特别注重脾胃，认为脾为后天之本，是生化的源泉，是生命的根本。灸"足三里"有温中散寒，健运脾阳，补中益气，宣通气机，导气下行，强壮全身的作用。

总之，足三里就像人体系统的开关一样，经常艾灸这个穴位，气血通过胃经，上行头面部，使人脸色红润，焕发无限青春活力；下行腿脚，可以使人下盘稳固，步履矫健；行走于胸腹之间，还能对胸、腹部起到很好的保护作用。

如何才能准确地找到足三里这个穴位呢？

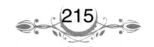

一种方法是，正坐在椅子上，屈膝，足掌放平，自然平铺地面，用本人之手虎口围住膝盖，食指放于膝下胫骨前缘，四指并拢，当中指尖着处是穴位。在外膝眼之下方三寸，胫骨外缘，胫骨前肌与伸趾长肌之间。

另一种方法是，伸足取之，在膝下胫骨粗隆最高点下一寸，外开一寸处。它和阳陵泉的关系是斜上下各差一寸。即足三里比阳陵泉低一寸，再外开一寸处。阳陵泉在胫骨粗隆与腓骨小头之间，向下呈三角形，下角即是穴位，此穴压之酸困，可用之证实足三里的位置。

王女士是一个公司的销售主管，管着好几十号人，平时工作非常忙，经常出差，有时忙得连饭都吃不上，可能上班的时候节奏比较快，回到家看这里不顺眼，那里不顺眼，动不动就发脾气，着急上火，以致每次来月经的时间都特别长，而且量多。结婚五六年了，想要个孩子，却都一直没有怀上。

为什么会这样呢？月经不调的症状已经暗示她体内气血异常了，再加上平时不注意调养，生活没有规律，脾气多变，结果导致气血亏虚，也难怪多年不孕了。像她这种病，主要得调养气血。怎么调养呢？戒掉恶习，调节情绪，外加艾灸足三里。

另外，还有一些女性长期坐在办公室，缺乏运动，工作压力大，晚上睡觉也不踏实，胃口也不好，导致身心疲惫。像这种情况，也可以通过艾灸足三里来调节。

艾灸足三里贵在坚持。如果觉得自灸足三里比较麻烦，也可以每天早晚按摩足三里穴，即大拇指按压穴位，并加以揉动，直至局部有酸胀发热的感觉，每次 10 ~ 15 分钟。如果能做到定期施灸或按摩，长期不懈，定可收到强身健体、益寿延年之效。

过度疲劳伤气血，不要让自己太过劳累

在长期高强度工作和压力下，你是不是经常整夜睡不着？吃得很少？身体还发胖？

你是不是感觉摁下去皮肤很松弛？心慌、早搏、气短？是不是月经也不正常？头发一撮一撮地掉？颈部像戴了皮圈，一圈一圈的？

你是不是在照镜子的时候发现自己跟几年前的脸型完全不一样了？是不是没有原来清晰而圆润的轮廓，像皱了的皮球？

上面这些情况你不一定通通都有，但可能少不了其中一二。

气血，红颜美人的基础，肤色不够美丽？秀发不够光泽？这究竟是为什么？中医认为，只有气血充足，眼睛才能视物清晰，肤色才能饱满红润。皮肤松弛、口唇色淡、毛发无光泽，这一切全是因为气血差引起的。

当代女性活得不容易，职业女性要跟男人一样在外面打拼，同时还要承担起生育、养育子女的重担，她们承受的压力比男人更大，更劳累。因此，不少职业女性气血不足，神疲乏力，睡眠不好，内分泌紊乱。

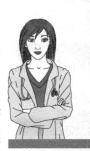

我们正常的健康人，是一个阴阳平衡的人，这种人的特点就是气血阴阳是属于一种动态的、平和的、和谐的状态，一旦这种动态的平衡状态被某些因素打破，就会导致疾病的发生。在众多的因素中，其中有一个很重要的因素，就是"过用"。

中医认为，"病起于过用"。人体的生理功能过度使用，就会导致疾病，因此《黄帝内经》上说："久视伤血，久坐伤肉，久行伤筋，久立伤骨，久卧伤气。"

所谓"久视伤血"，是说长久地看东西，会耗伤人体的血液。古人在两千年之前提出这个道理，今天的电视、上网，其"久视"的程度要远远大于古人。

现代美女的工作、生活和电脑的联系越来越紧密，这种可爱的高科技帮手除了给我们的工作带来便利之外，也给我们的身体带来了不小的伤害，首先是近视眼的人越来越多了，但它更严重的后果还是使我们的气血运行失去了正常的状态。

"肝开窍于目"，眼睛之所以具有视物功能，全依赖肝精、肝血的濡养和肝气的疏泄。只有肝的精血充足，肝气调和，眼睛才能发挥视物辨色的功能。

如果过度用眼就会耗损肝血，我们的肝脏就像身体里的一个血库，如果血库里的血不充足，就会出现眼睛干涩、视物不清、小腿抽筋、腰膝酸软、手足无力、手指不灵活、皮肤出现斑点、情绪不稳定、月经不调等一系列症状。这一系列连锁问题的祸首便是"久视伤血"。

因此，长期坐在电脑前的姐妹们，应该特别注意眼睛的休息和保养。

"久坐伤肉"中的"伤肉"，其实伤的就是脾。因为中医的脾是主肌肉，久坐，就是缺乏运动，肌肉无力自然会反过来累及脾。

汉朝初年，齐国的国君由于吃得好，又不运动，20多岁时，肥胖的程度很严重，他自己难以行走，每当出行的时候，首先要人帮忙抬着肚子，然后才能开步走，是典型的形盛气衰。久坐对于很多人来说，气机不展，消化不好，难以保持旺盛的食欲。

女性若常久坐、懒得动，就容易导致气血不足、代谢失调，全身型肥胖就跟着来，皮肤干燥、紧绷、老化、掉发也随之发生。

疲劳过度会影响健康，我国古代早有"积劳成疾"的说法，现在更进一步，"过劳死"都已经不是新闻了。过劳死是近年来大家听说比较多的一些情况，许多过劳死者都是精英，30～50岁，正是做事情的时候，而且也是家里的顶梁柱，但是这个时候由于过劳，当然很有可能过劳只是一个诱因，使他的疾病诱发或加重，最后夺去了他的生命，但不管怎样，这都是一个很遗憾的事情。

据有关调查发现，中国科学院的不少专家等多因长年疲劳而致英年早逝，其平均寿命只有52岁，甚至更低。过度劳累的确可以摧残健康，使生命早夭。"劳累"日益成为普遍现象，也是现代人的生活状态。

一般的劳累，经过休息会很快恢复，但人体对劳累的恢复有一个限度，过度或者过长时间的劳累往往不能完全恢复。人们因忽视其严重后果而至酿成大患时，悔之晚矣。因此，要随时注意过度疲劳，做到内不劳心，外不劳形。

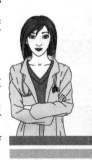

还有一些人知道要锻炼身体，但平时很忙，忙得没有时间去运动，那怎么办呢，就等到周末的时候约上几个朋友就出去运动，但因急于求成，或者追求完美极致，往往运动量过大。过犹不及也会导致身体的过劳，到最后筋疲力尽，大汗淋漓，躺在那里四肢酸软发痛。

这个时候要注意一个问题，我们要运动，但一定要适量，另外，运动还要有规律。持之以恒，经常做适量的运动才是有效而且重要的。

　　无论是久视还是久坐还是久动，都有一个最重要的特点，就是久，久劳为病，所以，为了身体的健康，一定要让自己学会适当地休息。一个气血虚弱、面色苍白的女人，不可能是一个美丽的女人，美丽是由内而外展现出来的，健康才是美丽的根本。女性要美丽，首先要健康。

第 十 二 章

养好气血，女人"4期"很关键

一个女人一生中要扮演很多的角色，先是女孩，然后成长为女人，接着又为人母，最后成为别人的祖母或者外祖母。因而，在这一生中要经历女人所特有的经、孕、产、乳，而这些无不以血为本，以气为用，通常会损耗女人不少的气血。在这些特殊的时期，如果不注意调养或者调养不当，很容易造成女性气血不足。而女性的美丽又离不开气血，所以，女性不仅要在平时注意养好气血，更要在这些关键的时期养好自己的气血。

 ## 经期调好气血不痛经

在我诊断的女性患者中，有很大一部分都是月经有问题。月经不调、痛经、崩漏等月经病常常使她们苦恼不已，给工作和生活都带来了不少麻烦。

小赵是一位痛经患者，痛经已经伴随她三四年了，她说自己每次月经来之前就开始担心痛经的问题。她是标准的上班族，在这六年多的工作过程中，痛经一直是她的"心病"。"遇到痛经的日子，仍要每天准点上班下班，坐在办公室里工作，完成各项任务，让我十分痛苦。不仅工作进行不来，一天下来自己也筋疲力尽。"

小赵的同事们知道她痛经问题严重，也常在工作上关照她，但

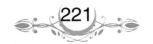

是一疼起来，却谁也帮不了她。"喝红糖水啊，抱热水袋啊什么的，很多朋友教给我的偏方都试过了，但不是很有用。有时我疼得没气力，就趴在桌子上，有时稍微好点，就做点事情。"

后来我教给她一种按摩腹部的方法，自己在家、在公司都可轻松进行，非常简单，她按我说的方法自己做了一遍，说"感觉下半身轻快了不少"。我告诉她，你在月经来前三天开始做，每天2遍，效果会更好。

腹部有两个很重要的穴位——关元穴和中极穴。首先我们先定位这两个穴位，它们都在下腹部，体前正中线上。关元穴在肚脐往下四指处，伸出我们的右手，在肚脐下横放除大拇指外的四指，以手指中间的关节为标准，在最下端做个标记。中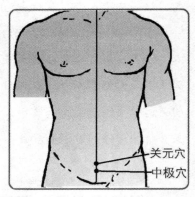

关元穴

中极穴

极穴在关元下1寸的位置，大约是大拇指关节的宽度，也做个标记，然后在这两个穴位上轮流按压。如果你有痛经，这两个穴位会有压痛点，所以很好找。

关元穴和中极穴都是藏聚人体元气的地方，关元也就是通常所说的丹田，能够生发人体元气，我们腹式呼吸时就要用到它。至于中极穴，感兴趣的朋友可以量一下，正好就在人体正中心。从头到脚取终点，就是中极穴，女性的子宫就在这个位置。关元和中极都属任脉，是调理月经最常用的两个穴位，按摩它们可以温煦血液，调理冲任气血而止痛。

女性小腹有较厚的脂肪，子宫也有比较强的抗外力结构，所以按摩的时候可以用点力气，不用担心对内脏器官造成什么损伤。用大拇指用力往下压，但不要死用力，要表现出弹性来。按压15～20秒，手指头就弹起来，再按下去。如此反复多次，不断变换着穴位进行按压。

很多女性朋友看起来不胖，但就小腹的肉多，胖在肚子上，其实这就是我们人体的自我保护功能。小腹这块是人体一个很险峻的"腹地"，女性的子宫、男性的精室就在这里面，所以我们平时要有一个保护小腹的意识，最重要的就是要给小腹保暖。女性朋友肚子上肉多，其实就是小腹给自己穿上了一件"脂肪外套"呢，这样不仅保暖，还能使子宫免受外界的冲击。

穴位按摩之后，我们就可以给小腹来个完全按摩，让它"热"起来，小腹一热，温暖了里面的子宫，痛经也就远离你了。

自上腹部向下腹部，再从下腹部至上腹部来回抚摸。这时你的腹壁会有明显的松弛感，然后转入对下腹部做倒三角形的按摩，用手掌从右下腹开始，以右下腹—左下腹—下腹最下端中点—右下腹的顺序进行，反复多次。

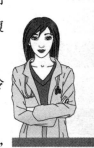

按摩的时候要注意，不能用冷冰冰的手去按，如果秋冬季手冷的话，可以先将手心互相搓热再去按摩。

现在治痛经有各种各样的方法，痛经因人而异，有人比较轻，不用怎么止痛，稍微忍一下就过去了；有人严重点，如果不采取一些手段，经期就变得非常难熬。有的人经前痛经，有的人整个经期都伴随着小腹和腰骶部的隐隐作痛。

每个人的体质不同，治疗的方法也大不相同。但是痛经始终离不开气血运行不畅的问题，所谓"不通则痛"，我给小赵介绍的这种方法主要是通过调节气血运行来止痛，所以每个人都适用。

如果你的痛经属于非常轻微的，对日常生活几乎没有影响，也可以没事的时候多按按多揉揉，对冲任和子宫有一定的保养作用，对女性的保健是非常好的。

《北史·崔光传》里有句话："七情之病者，看书解闷，听曲消愁，有胜于服药者矣。"所以，有月经问题的女性朋友平时也要注意调节自己的情绪，有空看看书听听歌，缓解心中的压力，不要过怒、过郁，保持一颗平常心，在现代社会这个水泥丛林中，既要奋斗又要保持一份安然自得的心境，这样身体的各种病痛就会少很多。

孕期补血不能单靠大枣

相信有的孕妇会有手脚冰冷的现象。如果是以前，你可能觉得习惯了，顶多就是难受点儿，但是现在身为孕妇的你，手脚冰冷可能就是身体在向你传达一个重要的信息：身体气血不足。

孕妇贫血是一件很正常却不容忽视的事。我们经常会听到医生让孕妇补血，那么为什么孕妇会贫血呢？其实很简单，主要是怀孕后，孕妇对铁物质的需求量明显增加，再加上大部分女性在怀孕开始时没有储存足够的铁，这是孕妇会贫血的主要原因。

从孕妇自身的吸收方面来说，怀孕6周后，由于孕妇体内的血流量增大，血浆的增加比体内红细胞增加的要多，血液逐渐呈稀释状态，血红蛋白数量比正常人要低，这种"低"，在一定范围内是正常的。

另一方面，由于妊娠期胎儿的生长发育，孕妇会对铁的需要量会增加，尤其在妊娠后期，胎儿较大或者双胞胎的成长需要提供充足的铁，遇上有些孕妇有胃病、对营养吸收不好、怀孕之前月经量较大等情况，都很容易造成孕妇的严重贫血。

从知道妻子怀孕起，赵先生就三天两头往家买大枣，他听说孕妇容易贫血，而大枣正是补血的佳品。然而，前不久，怀孕近 6 个月的妻子到医院做检查，结果微量元素检查结果竟显示她有点儿缺铁性贫血。

"天天吃大枣，怎么还会贫血呢?"赵先生和妻子都有点想不明白。

生活中，不少女性受媒体广告的误导，只注重植物性食品的保健功效，导致富含铁元素的动物性食品摄入过少。很多人都和赵先生夫妇一样，认为大枣是补血佳品，其实，这只是一个美丽的误会。

和营养有关的贫血主要有两种，一种是缺铁性贫血，一种是缺乏叶酸、维生素 B_{12} 引起的巨幼红细胞性贫血。

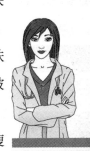

先说缺铁性贫血。大枣虽然含铁元素比较丰富，但同其他含铁丰富的植物性食物一样，所含的铁吸收率极低，约为 3%，并不能被人体很好地利用。所以，单靠吃枣补血，很难。

相反，动物性食物不仅含铁丰富，吸收率也高，可达 25%。瘦肉、动物血、动物肝脏等含铁丰富的动物性食物，其中的铁很容易被人体吸收、利用，孕妇每周吃两次动物血、肝脏，要远胜于吃大枣补血。

只要没有剧烈的妊娠反应，吃这些食物比吃抗贫血药更好，因为大多数抗贫血药都会使孕妇产生恶心、呕吐、胃痛等胃肠道不良反应。

再说缺乏叶酸和维生素 B_{12} 引起的巨幼红细胞性贫血。叶酸虽然广泛存在于绿叶蔬菜中，大枣含叶酸也相对丰富，但是叶酸极不稳定，遇热、遇光等很容易损耗，而人们平常吃的大枣多是加工过的干枣，其中的叶酸损耗很多。另外，维生素 B_{12} 主要存在于动物性食物中，大枣中的含量极少。

由此可见，吃再多大枣也很难预防和治疗贫血，相反，大枣枣皮中富含粗纤维，不易消化，对胃肠道有一定的损伤。所以，孕妇不宜多吃大枣，一日两三颗足矣。

上面我们说可以通过多吃动物性食物来补血，但是很多人会觉得动物性食物尤其是动物内脏的胆固醇太高了，不敢吃。

其实，对于孕妇来说，适量的胆固醇对母体和胎儿都是有益的。因为日日固醇是体内很多与胎儿发育有关激素的原材料，也是人体必要的营养物质。动物内脏中的铁含量往往高于动物肉，如猪肝、牛肝、羊肝、鸡肝等，不仅含铁量高，而且维生素的含量也很丰富。肝脏中含有的代谢废物或汞、铅等重金属毒素并不比别的脏器高多少，甚至远低于骨髓中的重金属量，所以不必为此过于担心。

不过有些猪肝有可能含有瘦肉精，会危害孕妇和胎儿的健康，因此，您一定要买通过国家检疫的放心的肉制品。而在鸡肝、鸭肝中是不会有瘦肉精的，可以适当食用。

另外，很多人认为蔬菜与水果对补铁没有什么好处。其实，蔬菜水果中富含维生素 C、柠檬酸及苹果酸，这类有机酸可与铁形成络合物，从而增加铁在肠道内的溶解度，有利于铁的吸收。所以，孕妇在这个时期也一定不能缺了蔬菜水果的补充。

最后，在孕期生活中，无论是在营养摄取，还是孕期锻炼方面，准妈妈们都要遵循一个道理：过犹不及。

贫血虽然对孕妇及肚子里的宝宝都存在巨大的危害，但对于孕妇来说，哪种程度的贫血需要使用药物进补，哪些情况只需要适当的饮食补充即可，都是有数据可以进行判定的。一般人的血红蛋白正常值是每升 13 克，孕妇是每升 11 克，只要不低于每升 10 克就不需要药物。

不建议孕妇为了预防贫血而去服用一些补血药，因为补血过量的话反而会引发孕妇的铁中毒。铁作为金属物质，轻度的中毒会造成恶心，严重的会在一些重要的脏器中沉淀，造成脏器的器质性病变。

产后少乳要先恢复气血

在产房里经常会遇到这样的事情，很多产妇生完孩子后没有奶水。孩子饿得嗷嗷叫，妈妈在一边干着急却也没办法。然后，就是家人亲戚朋友齐上阵，一起帮新妈妈寻找试验各种下奶妙方。

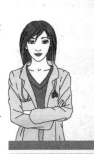

产妇为什么会缺奶呢？

中医认为，乳汁是由母体的气血生化而成的。陈自明在《妇人良方》中说："妇人乳汁，乃气血所化，若元气虚弱，则乳汁短少。"

女性在孕育阶段没有月经，就是因为怀孕时气血几乎全部都去供养胎儿了。生产之后，气血则化为乳汁留给婴儿食用。产妇分娩后，元气大伤，气血俱虚，若调养不当，很有可能出现没有奶水或奶水不够的事情。

大家可能有过这样的感觉，凡是那些体态丰满、身体健康的女

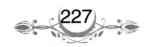

227

性，生完孩子后很少有奶水不足的；那些身体瘦弱，平时看上去弱不禁风的女性经常会出现奶水不足的情况。原因就在于，前者往往气血充沛，而后者气血亏虚，再经过生产，气血耗费严重，乳汁化生乏源，就导致产后少乳了。

所以，老百姓都有产后进补的经验，给产妇喝汤、让产妇坐月子，都是为了让气血恢复，使婴儿有奶喝。

而一些没有奶的妈妈，为了出奶，往往会喝一些"催奶药"，这样奶是下来了，但对婴儿是极为不利的。准妈妈们应该知道，怀孕期间是禁忌任何药物的。因为"是药三分毒"，而胎儿此时本就娇弱，这时服药会对胎儿产生极其不利的影响。同样，婴儿出生后身体仍然很娇弱，此时产妇如果服用药物，那么药物就会通过乳汁传给婴儿。另外，就算是吃催奶药，也需要咨询正规医师。很多网络上流传的催奶药配方有很多活血化瘀的成分，如果产妇是剖宫产的话，服用这些药物，伤口就会很难愈合。所以安全的办法就是用具有催奶效果的食物来替代。这里给大家介绍一款赤小豆煎汤。

取赤小豆500克，淘洗干净，倒入锅后加水浸泡2~3小时，再用慢火熬煮到豆烂汤稠就可以了。吃的时候，不吃豆子，只饮浓汤。每天1剂，连服7天。

这个方子出自尤乘的《寿世青编》。赤小豆利水的功效已为人所熟知了，可能很少有人知道它还能催奶。据《本草纲目》记载，赤小豆"下胞衣，通乳汁"，《产书方》也说"煮赤小豆汁饮，可下乳汁"。

有些产妇喝赤小豆汤疗效并不明显，这是因为赤小豆汤只适合于气血虚弱型缺乳。

气血虚弱型产妇生完孩子，通常没有奶水或奶水很少，就算有也很稀薄。乳房摸上去很柔软，不胀不痛。这时喝点赤豆汤，很快就能见效。

但有些产妇缺奶不是因为气血虚，而是因为肝郁气滞，导致乳脉不通，乳汁运行不畅，因而缺乳。肝郁气滞型产妇不是化源不足，而是有乳汁但排出不通畅，排出来的乳汁也特别黏稠，乳房胀胀的，有硬块，并伴有肝郁气滞引起的其他症状，如胸胁胀满、食欲缺乏、情志抑郁、舌苔薄黄等。这时喝赤豆汤就不管用了。

另外，在《太平圣惠方》里，还有一个方子叫粟米羊肉粥，也是治疗产后血虚的药膳方。

做法是：粟米和瘦羊肉各100克，生姜6克，葱白3段，花椒和盐少许。把洗好的瘦羊肉切细丝，粟米淘洗干净，同羊肉一起煮。煮沸后加入生姜、葱白、花椒和盐等调料煮成粥即可。空腹食用。

羊肉味甘，性温，温中暖肾，益气补血，加养脾胃、补气血的粟米，使这款粥具有益气、养血、温中的效果。不管是对哺乳后的补血调理，还是一般性的产后气血虚弱、精神不振、面黄肌瘦等症状，都有很大帮助。有人会觉得羊肉膻味较重，其实这里面的生姜就能去除膻味和提鲜。

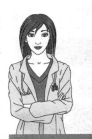

有了奶水以后，气血虚弱的产妇还要注意哺乳的时间不宜过长，因为哺乳时间过长必然会伤血，使产后血虚的情况不易恢复。

那么，要做到产后哺乳不至于太伤血脉，哺乳期多长为好呢？一般来说，母乳喂养可坚持4~6个月。6个月至1周岁，可在哺乳的同时添加辅食，到1周岁基本可以停奶。如果是素来身体虚弱的产妇，哺乳期不宜过长，半年左右即可。

《寿世保元·卷八》中指出："儿生四五个月只与乳吃，六个月

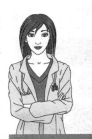

以后方与稀粥哺之。"婴儿在 4～5 个月之前，主要靠母乳来喂养。等到半周岁时，母乳已不能再满足小儿生长发育的需求，就该酌量添加辅食。

其中要遵循从稀到稠、从细到粗的原则。一般谷类不会引起刺激或过敏反应，可以做一些米糊、粥糊给孩子吃。小儿消化能力有限，一次量不能过多，小半杯就足够了。此时小儿脾胃娇嫩，凡是稠黏干硬、瓜果荤腥、烧炙煨炒，以及酸、咸、辣、甜味浓的食物，小儿都不宜吃，可适量吃些味淡的蔬菜和白粥。

生养孩子是一件很辛苦的事情，正因如此母爱才被赞誉为全世界最伟大的爱，但妈妈们也一定要关注自己的健康，无论何时都必须注意自身的调养，尤其是在哺乳后要好好把气血补回来。

更年期女性调养，别忘了甘麦大枣汤

弹指一瞬间，岁月如梭，多少俊男美女也变成大叔大婶。很多女性在进入更年期后脾气性格较之从前发生了很大的变化，经常因为一些小事哭啼吵闹，让家里不得安宁，有时事后回想起来，甚至连自己都接受不了自己。

在中医里，我们把它归入"脏躁"这一疾病当中。什么是"脏躁"呢？"脏"是脏腑的意思，"躁"有急躁、暴躁的意思。为什么会急躁、暴躁呢？我们知道，当肝火太过旺盛的时候，人就容易着急，容易发怒，所以这个"脏躁"其实就是人体内脏的"火"大了。

正常的人体是阴阳平衡，水火既济的。当人体内的阴由于一定的原因变少了之后，这个阳就会相对变得亢盛起来，原来水火相济这样一个和平宁静的局面就会被打破，变得水火不相济，肝火旺盛，心火上炎。

在这方面，《金匮要略》这本书中提到了一个很好很经典的方子："甘草三两，小麦一升，大枣十枚，上三味，以水六升，煮取三升，温分三服。"专治女性更年期症状。

"甘草三两"，当时的"三两"基本上相当于现在的 46 克。根据炮制方法的不同，甘草分生甘草和炙甘草，当烦热比较明显时，伴有口干舌燥，手脚心热等这些现象，可以用生甘草，清热效果比较明显；如果是以精神疲惫，乏力倦怠等表现为主，则可选用炙甘草，着重于温补脾胃，益气和中。

"小麦一升"，差不多为现在的 200 克。小麦，就是我们常吃的麦子。如果出虚汗比较厉害的话，可以用浮小麦，也就是那种干瘪的放在水中可以浮在水面上的小麦。这个不太好买，可以托种小麦的亲戚朋友带一些或者去面粉加工厂买一些回来。

"大枣十枚"，这个简单，就是准备我们平常吃的大枣 10 颗就可以了。

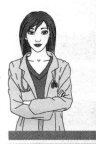

"上三味，以水六升，煮取三升"材料都准备好以后，将它们一起放入锅中，加水"六升"，也就是现在的 1200 毫升，慢慢煎煮，一直煮到锅中的汤液剩下 600 毫升为止。

"温分三服"趁温热时服用，一天三次。

这个药方是张仲景的原方的药量，剂量相对偏大，作为调理，我们可以适当将剂量调低一些，甘草取 9 克，小麦取 15～30 克，大枣 6 颗。

小麦有冬小麦和春小麦两种，我国种植的以冬小麦为主。古人云："小麦秋种冬长，春秀夏实，具四时中和之气，故为五谷之贵。"

心气通于夏，小麦在夏季成熟，这就说明它不仅具备了四季的精华，更具有通心气的特点，所以能够治疗与心相关的多种疾病。

小麦味甘，中医认为甘味的东西具有补养气血的作用，它入的是心经，所以小麦能够很好地补养心血。同时，甘味的食物还具有缓减紧张的作用，生活中，很多人在紧张不安或者愤愤不平的时候，会吃巧克力或者点心等甜品来缓和情绪，原因就在这里，因而小麦还是安心神的一个好手。

小麦"气微寒"，也就是说它的性质是略带寒凉的，可以帮助我们来清心热。心经有热，人就会燥渴咽干、烦躁不安，根据这个道理，唐代孟诜《食医心镜》中介绍"治消渴心烦，应用小麦做饭及粥食"。

由于心与小肠相表里，当心经遭受热邪袭击的时候，小便也会变得淋漓不畅，宋代陈直的《奉亲养老书》中也介绍："治老人五淋，身热腹满：小麦一升，通草二两，水三升，煮取一升饮之。"这些都是与"心经有热"相关的疾病，所以用小麦来清心热，有着很不错的食疗食养效果。

当然，小麦也具有一定的疏肝效果。观察一下小麦的外形，它的头部有一个尖尖的小刺，从中医象形的角度来讲，这就说明它具有"通"的作用，能够疏通郁结的肝气。

甘草，相信大家也不陌生，尤其是在农村生活过的人，对这个应该是很熟悉了，有时候也叫它甜草或者甜草根。为什么叫这样的名字？就是因为它的味道很甜。

记得小的时候，家里没有什么吃的，偶尔去山上，就一定会挖一些甜草根回来嚼着吃，那种清凉甘甜的味道一辈子都不会忘掉。

这里要注意我说的它的味道，不是糖那种黏腻的甜，也不是南瓜、红薯那种温和的甜，它是清凉甘甜的，甜中略带一丝凉意。就是这丝凉意，它就可以帮助我们清除掉体内的火气。

主要祛哪儿的火气呢？甘草除了入脾、胃经，还入心经，因而它也可以像小麦一样，泻心火，养心血，安心神，是小麦的一个很好的帮手。

除了小麦、甘草，方子里还剩一个食材，那就是大枣。这里为什么要加入大枣呢？我们也要从它的性味功效上来分析。大枣性温味甘，是补益脾胃的良药，脾能生血，脾胃强健了，人的气血也会旺盛起来，因而它被许多女性所喜爱，成为她们补养气血最常用的食品。

中医五行里讲肝木克脾土，当肝脏出现问题的时候，势必会影响到脾胃。因而在调理"脏躁"这种疾病的时候，要心、肝、脾三者兼顾才行。采用"甘味"药——大枣，健脾补中，加强脾胃生化气血功能。同时，肝为刚脏，体阴而用阳，肝得脾所输布的水谷精微滋养，才能使疏泄功能正常运行，防病邪入侵，使肝有所藏，可见它是一药两用。

甘麦大枣汤性味平和，疗效显著，但因为它能助湿生痰，所以体内有痰的人不宜服用。要知道自己体内是否有痰，有个最简单的判断方法：舌苔厚腻，自觉口中黏腻，即是有痰。

最后，奉劝广大更年期的女性朋友们，一定要有一个好的心态，学会面对更年期这一现象，说白了就是从内心要"服老"，还要学会控制自己的脾气，增加自信心，遇到问题时可以变换角度去思考，凡事三思而后行，是时候收起年轻的冲动了。

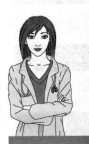

附 录 一

不同体质的女人如何养护子宫

女性的体质可以分成不同的类型，每种体质在女性身体上的反映也不同，对女性健康的影响也不尽相同。看不同体质的具体表现，可以对我们的体质进行自测，从而来指导我们对子宫的养护。

阳虚体质

【判断表现】平常精神不振，没有活力，看舌头，白润润，水汪汪的，脸色也柔白，不敢喝冷饮、吃西瓜，怕冷，性格内向，不喜欢动，喜欢安静。

【子宫问题】容易痛经、宫寒。

【养护原则】温经散寒，补充阳气。

【穴位养护】艾灸关元穴、气海穴、肾俞穴。

关元穴在脐下 3 寸，腹中线上；气海穴气海穴位于人体的下腹部，直线连结肚脐与耻骨上方，将其分为十等分，从肚脐 3/10 的位置；肾俞穴，在第二腰椎棘突旁开 1.5 寸处。

切取厚约 2 分的生姜 1 片，用针穿刺 3～8 个小孔，将姜片放在穴位上，再将艾条点燃，隔着姜片施灸，每次 15～30 分钟，直至皮肤潮红为度。每天灸 1 次。

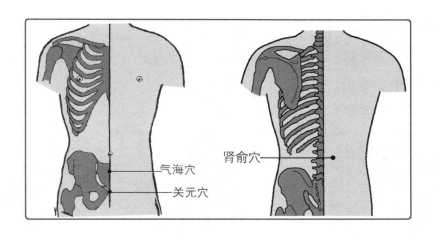

气海穴
关元穴
肾俞穴

食疗养护

当归生姜羊肉汤

原　料 当归、生姜各 30 克，羊肉 125 克。

做　法 先将当归、生姜用清水洗净后顺切大片，羊肉（去骨）剔去筋膜，在入锅大火烧开后，立即捞出，洗清血沫，等晾凉后，切成约 5 厘米长 2 厘米宽 1 厘米厚的条备用。取净锅（最好是砂锅）掺入清水适量，然后将切成条的羊肉下入锅内，再下当归和生姜，料酒，在大火上烧沸后，打去浮沫，改用小火炖约 1.5 小时，直至羊肉熟烂，加入味精，撒上葱花和姜丝即可。每天可以早晚吃一碗，也可以当辅餐。

阴虚体质

【判断表现】形体消瘦，两颧发红，无论喝多少水，总觉得口干咽燥，上厕所常常便秘难解，尤其晚上睡觉时经常会觉得手脚心发烫，烦热难眠，更有甚者会出现潮热盗汗。

【子宫问题】血少闭经，功能性子宫出血。

【养护原则】滋阴养血。

【穴位养护】按揉三阴交，合谷穴，中极穴。

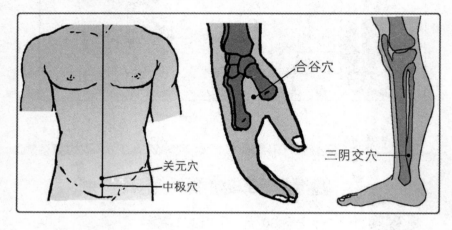

三阴交位于小腿内侧，当足内踝尖上 3 寸，胫骨内侧缘后方；合谷穴在一手的拇指第一个关节横纹正对另一手的虎口边，拇指屈曲按下，指尖所指处；中极穴体前正中线，脐下 4 寸。

点按三阴交时，先找准穴位，用大拇指按住用力向下按压，每侧按压 3~5 分钟。由于合谷穴位于虎口处，拇指与食指 "V" 字形的底部，位置比较深，可以把指甲剪平之后，用食指或中指去点按。当然还有一个更好的方法，就是左手虎口张开，用右手的拇指和食指像钳子一样去 "夹住" 左手的虎口部（两手虎口对虎口）掐揉，3~5 分钟之后两手互换，再用左手的拇指和食指去掐揉右手的虎口，每天 1 次即可。中极穴在腹部，由于穴位比较深，可以用食指点按 5 分钟，以有酸胀感为度。

乌鸡丝瓜汤

原　料 乌鸡肉 150 克，丝瓜 100 克，鸡内金 15 克，料酒、精盐、味精、姜丝、葱末、香油等适量。

做　法 首先将乌鸡洗净，切成块；丝瓜洗干净，切块；鸡内金洗净，切成丝以备用。然后在洗干净的砂锅内加入适量的水，再放入鸡肉、鸡内金，并倒入适量的料酒，放入姜丝、葱末，用大火烧沸，改用小火熬 30 分钟，加入丝瓜片，再煮 3～5 分钟，调入精盐、味精、香油即可。

气虚体质

【**判断表现**】懒言少语，不喜欢运动，舌虚胖，而且边缘有齿痕。

【**子宫问题**】月经提前，子宫脱垂。

【**养护原则**】补气摄血。

【**穴位养护**】艾灸足三里穴、脾俞穴。

足三里穴在小腿前外侧，当犊鼻下 3 寸，距胫骨前缘一横指；脾俞穴位于第 11 胸椎棘突下，旁开 1.5 寸。

艾灸足三里穴的时候采用仰卧位，灸脾俞穴时采用俯卧位也可以采用坐位。艾灸时要充分暴露这些穴位，再点燃艾条一端，距离穴位 2～3 厘米施灸。每穴可灸 15～30 分钟，以穴位局部皮肤潮红为度。

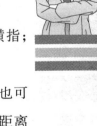

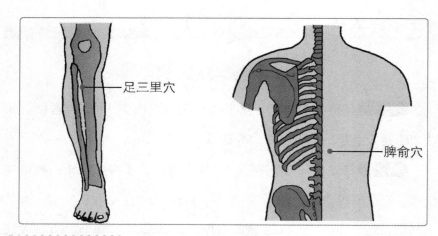

足三里穴

脾俞穴

食疗养护

参芪大枣汤

原料 党参、黄芪各 30 克，大枣 10 枚。

做法 将党参、黄芪、大枣用清水洗干净，放入一个干净的砂锅内，用大火熬开，再改用小火熬至汤甜为度。捞出黄芪，吃党参、大枣并且喝汤。

血瘀体质

【判断表现】面色晦滞，口唇暗红，眼眶黯黑。

【子宫问题】经期血块，子宫肌瘤。

【养护原则】驱寒理气，活血化瘀。

【穴位养护】艾灸气海穴、中极穴、行间穴。

气海穴位于人体下腹部，前正中线上，当脐中下 1.5 寸；中极穴位于下腹部，前正中线上，当脐中下 4 寸；行间穴位于第 1、2 趾间，趾蹼缘的后方赤白肉际处。

238

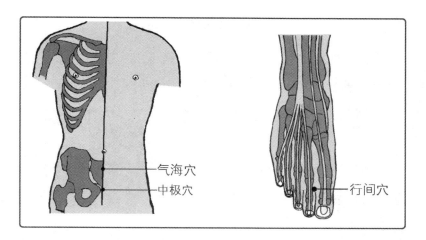

气海穴
中极穴
行间穴

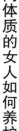

气海穴、中极穴这两个穴位主要是针对因受寒而血瘀的女性而言，如果你是一个脾气不好，爱生气，有时候又不得不忍着，结果天长日久因气滞而血瘀的女性，那你就应该多灸灸足上的行间穴了。

将艾条点燃后，在距穴位 2 ~ 3 厘米处施灸，如局部有温热舒适感觉，即固定不动，可随热感而随时调整距离。每个穴位灸 10 ~ 15 分钟，以灸至局部稍有红晕为度，隔日或 3 日 1 次，每月 10 次。

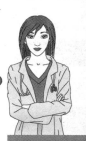

食疗养护

红花甜菊茶

原 料 红花 1/2 小匙、甜菊叶 3 片。

做 法 将红花、甜菊叶放入饮水杯内，在冲入 300 毫升的沸水，泡 5 ~ 10 分钟，代茶饮用。

239

气郁体质

【判断表现】常感到闷闷不乐、情绪低沉，容易紧张、焦虑不安，多愁善感，经常无缘无故地叹气，容易失眠。

【子宫问题】闭经，子宫肌瘤，子宫内膜癌。

【养护原则】疏肝理气。

【穴位养护】刮痧膻中穴、期门穴、章门穴。

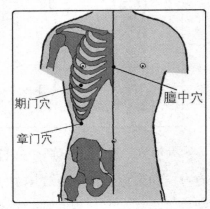

膻中穴位于胸部，以后正中线上，平第4肋间，两乳头连线的中点；期门穴位于胸部，当乳头直下，第6肋间隙，前正中线旁开4寸；章门穴位于胸部，当乳头直下，第10肋间隙，前正中线旁开4寸。

刮痧的时候一般采用仰卧位，先在要刮的穴位上涂上刮痧油（可以是药店专卖的刮痧油也可以是红花油、菜籽油，或者是其他植物精油），手握刮痧板，使刮痧板与皮肤充分接触，轻轻刮试。当然在刮膻中穴时，用刮痧板的一角点揉即可。每个穴位3~5分钟，以局部感觉发热，刮痧部位出现痧疹和痧斑为度。

食疗养护

益母草陈皮煮鸡蛋

原料 益母草50克，鸡蛋2个，陈皮10克。

做法 首先将益母草和陈皮用清水洗干净，并将鸡蛋的外壳也清洗干净，再取一个干净的砂锅，将洗干净的益母草、陈皮，鸡蛋放入砂锅内，并加入适量清水共煮，等到鸡蛋煮熟后在剥去外壳，再煮片刻，即可吃蛋喝汤。

湿热体质

【判断表现】面色发黄、发暗、油腻，牙齿呈黄色，牙龈、口唇较红，皮肤容易生以脓疱为主的痤疮，红肿疼痛较为明显，经常口干、口苦、口臭，大便燥结或者黏滞不爽。

【子宫问题】经血暗黑，泌尿系感染、尿道炎、膀胱炎。

【养护原则】健脾祛湿。

【穴位养护】按摩中脘穴、足三里穴、阴陵泉穴。

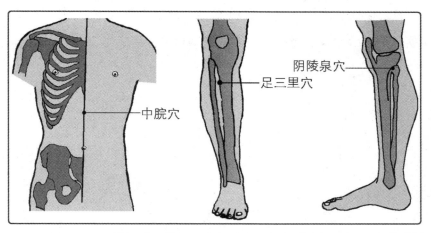

中脘穴位于人体的上腹部，前正中线上；足三里穴在小腿前外侧，当犊鼻下3寸，距胫骨前缘一横指（中指）；阴陵泉穴在小腿内侧，当胫骨内侧髁后下方凹陷处。

首先在要按的穴位处涂抹按摩乳，然后采用仰卧位，用右手拇指螺纹面着力，平贴附在中脘穴上，其余四指的指腹轻拂穴旁体位作为

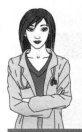

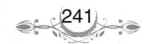

依托，然后以腕关节为主动，作顺时针或逆时针方向的环形而有节律的按摩。按摩足三里和阴陵泉时则半屈膝，用大拇指端着力，反复、不间断、有节律地回旋按摩。每个穴位按 3 ~ 5 分钟，有酸胀感为宜。

🔵→ 食疗养护

红豆薏米粥

原　料 红豆、薏米各 125 克，冰糖适量。

做　法 将红豆和薏米洗净，在淘洗薏米的时候，要用冷水轻轻淘洗，不能太用力揉搓。为了使煮出来的薏米不是硬心，煮之前可将洗干净的薏米浸泡 6 小时左右。泡米用的水不要到掉，可以和米一起煮，避免薏米中的营养物质流失。当薏米煮的半软时，再加入红豆，煮熟后加入适量冰糖，溶解后即可食用。

附 录 二

乳房自检是三十岁以上女人的必修课

乳腺疾病给女性健康带来威胁，有些甚至影响到生命安全。对每个女性来说，熟悉自己的乳房是非常重要的。自我检查是预防和及早发现乳腺癌的最基本方法之一，也是一种简便易行的检查方法，一般妇女在短期内即可学会。定期进行乳房自我检查，当发生异常变化时才能及时引起警惕，做到早发现早治疗。

自我检查要掌握好时间，如果选择错误的时间，很可能会忽视一些乳房疾病，导致不好的后果。自我检查时间以每月一次为宜，应在月经来潮的第 10 天左右进行，因为此时乳腺组织受各种内分泌激素的影响最小，乳腺腺体相对来讲比较松软，能够比较真实、确切地反映乳腺组织的病变。在哺乳期出现的肿块，如临床疑为肿瘤，应在断乳后再进一步检查。对于那些已经手术切除卵巢而没有月经的女性或已绝经的老年妇女来讲，可随意选择每月中固定的一天进行自我检查。

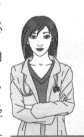

检查时，首先是视诊。

有条件的话，要求上半身完全裸露，脱下上衣和胸罩，直立或端坐于较大的镜子前，胳膊放在身体两侧，面对镜子首先进行观察，确保自己在一个非常适合的角度能够看清整个乳房。

需观察乳房各部分的外形轮廓是否自然如常，有无膨出或凹陷；乳房的大小是否改变；乳房皮肤色泽如何，有无红肿、皮疹、溃破、浅静脉怒张、皮肤皱褶、橘皮样改变等；乳头有否抬高、回缩、凹陷，有无异常分泌物自乳头溢出；乳晕颜色有否改变，有无湿疹样改变等。

观察中应注意对比两侧乳房的情况，观察其对称性是否存在，特别是两侧乳头是否在同一水平面上等。一般来讲，如果新出现了两侧乳房外观的明显不对称现象，应引起足够的重视。

另外，别忘了看看换下来的内衣上面有无乳头分泌物留下来的污渍。

接下来，要进行触诊，也就是说要用手进行检查。

应取端坐位或平卧位，如取坐位，两臂应放松，不要夹紧；如取平卧位，应用枕头或衣物垫于肩部下面，使肩部略抬高。

将左手手指并拢平坦地放在右侧乳房上面，用除拇指外的四个手指指端掌面轻柔地触摸乳房各部位。注意不要用手指去抓捏乳房，避免将正常的乳腺组织误认为是肿块。

将乳房以乳头为中心划水平和垂直两线，分为内上、内下、外上、外下4个象限，触摸时手指应从4个象限中的任何1个象限开始，沿顺时针或逆时针方向运动，检查1圈，避免遗漏。如1圈检查完后，仍感觉不确切，可再检查一圈。

然后，将右手置于左乳之上，用同样的方法再检查左侧乳房。

如果检查中发现乳房的某一部位有腺体增厚、结节甚至肿块等变化，应引起重视。也许您会想，即使我触摸到了一个或几个结块，我也不知道它是良性的还是恶性的，怎样判断呢？

一般来讲，当于两侧乳房触摸到多个小颗粒状结节，并伴有轻

度触痛，且常与月经周期及情绪变化有关，则以乳腺增生病的可能性大；当触摸到一侧乳房单发或多发的圆形结节，质韧实，边界清楚，表面光滑，活动度大，则以乳腺纤维腺瘤的可能性大；当触摸到单侧乳房单发的不规则形肿块，质地硬，活动差，无痛感等，要警惕乳腺癌的可能。

然后还要检查乳头、乳晕。可用手指轻轻挤压乳头，观察有无液体自乳头溢出，如有浆液性或血性液体溢出，则应到医生处就诊，以及早明确诊断并进行相应的治疗。

最后，莫忘记检查两侧腋下。有时，乳房部肿块很小甚至不能触摸到时，即已发生了腋窝淋巴结转移，因此，腋窝的检查非常重要。

如果您近期出现了乳房部的不适感或已知乳房有良性乳腺病而正在治疗中，应在每一次的自我检查时，注意重点检查病变部位，并注意与上个月的情况进行比较，以观察是有否变化，是逐渐好转还是继续加重了。如果自我检查出病变，并经医生确认确实是恶性病变时，也不要惊慌，应面对现实，积极治疗。

要知道，也许正是由于您坚持自我检查，才能较早地发现病变，使肿瘤得以治愈成为可能。因此，应持之以恒地进行自我检查，不要怕麻烦，也不要粗心大意。

当然，自我检查代替不了专科医生的检查，在有明显不适感、自我检查发现有乳房部或腋窝部变化而不能确定为何种病变时，或患有各种各样的乳房疾病时，应在医生处就诊，在医生的指导下进行自我检查及有关的专科检查。

凡30岁以上女性，最好每年请专科医生检查一次；40岁以上女性，每半年请医生检查一次，以便及早发现病变，防患于未然。

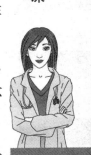

附 录 三

最补女人气血的十大食物

小 米

功 效 小米乃五谷之首，既养先天之本——脾胃，又养后天之本——肾脏，得天地之气最全，得土气最厚，为脾之果，最养脾胃，小米粥上的一层"米油"，能滋阴强身，益肾安眠。

注 意 烹饪小米粥时不宜加水太多、太稀薄，淘米时不要用手搓，忌长时间浸泡或用热水淘米，以免维生素流失。

鸡蛋红糖小米粥

原 料 小米 100 克，鸡蛋 3 个，红糖适量。

做 法 先将小米清洗干净，然后在锅里加足清水，烧开后加入小米；待煮沸后改成小火熬煮，一直至煮成烂粥；再在烂粥里打散鸡蛋、搅匀，稍煮放入红糖即可食用。

南瓜银耳小米粥

原 料 小米、南瓜各 100 克，银耳 30 克。

做 法 南瓜去皮，洗净，切成丁，小米洗净，事先泡发的银耳撕成小朵，一起入水下入锅中，冷水上灶，大火煮沸后，再转小火慢慢熬 30 分钟，最后放入冰糖，关火再焖 10 分钟即可。

山 药

功 效 山药有"平价人参"的美誉，不但能补益气血，而且能滋补养身，具有"补气而不滞，养阴而不腻"的特性，有健脾、补肺、固肾、益精等多种功效。

注 意 山药皮中所含的皂角素或黏液里含的植物碱，少数人接触会引起山药过敏而发痒，处理山药时应避免直接接触。另外，入药用的铁棍山药多食容易上火，要注意用量。

山药蛋黄粥

原 料 山药 30 克，鸡蛋黄 2 个，大米 120 克。

做 法 先将山药洗净蒸熟，切碎备用。把大米淘净入锅，加入山药同煮，待煮熟快起锅前，将鸡蛋黄打入碗中，去掉鸡蛋清，将蛋黄打散，倒入粥中搅匀即可。

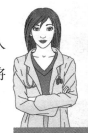

百合山药枸杞甜汤

原 料 山药 150 克，干百合 15 克，枸杞 10 克，冰糖适量。

做 法 百合枸杞洗净泡发，山药去皮洗净，切小块，锅中放水，煮沸，放入山药、百合，改小火煮至山药变熟，加入枸杞用小火煮约 5 分钟，放入冰糖即可。

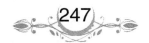

菠菜

功 效 菠菜是补益气血的佳蔬，含有丰富的铁，对缺铁性贫血有改善作用。另外，菠菜能补肝养血，对调节五脏的气血也有益，常吃菠菜会令人面色红润，精力充沛。

注 意 菠菜含草酸较多，有碍身体对钙的吸收，食用菠菜时，可先在沸水中烫泡一下，可使草酸减少一部分。吃的时候还要注意现洗、现切、现吃，不要去根，不要煮烂，以保存更多的维生素C和铁元素、钙元素。

果仁菠菜

原 料 菠菜300克，花生仁50克，油、盐、香油、生抽、醋等调味料适量。

做 法 菠菜择洗干净，放入滚水中氽烫后捞出，用清水过凉，沥干水分后切成4厘米长的段备用。炒锅入油，以小火烧至五成热，放入果仁炸至八成熟关火，利用余温将果仁煨至全熟后捞出冷却。将菠菜段和炸熟的果仁放入盘中，调入各种调味料，吃时拌匀即可。

胡萝卜

功 效 胡萝卜被誉为"东方小人参"，可以补中气、健胃消食、壮元阳、安五脏，能综合补充人体所需营养，气血容易亏虚的女性常吃胡萝卜能够补益气血、强身健体、增强身体的免疫力。

注 意 胡萝卜烧熟了吃更有营养，这是因为 β−胡萝卜素存在于胡萝卜的细胞壁中，而细胞壁是由纤维素构成，人体无法直接消化，唯有通过切碎、煮熟等方式，使其细胞壁破碎，β−胡萝卜素才能释放出来，为人体所吸收利用。

羊肉炖胡萝卜

原 料 胡萝卜 300 克，羊肉 180 克，料酒、葱、姜、蒜、盐、白糖、香油适量。

做 法 胡萝卜与羊肉洗净沥干，并将胡萝卜及羊肉切块备用，将羊肉放入开水中氽烫，捞起沥干，起油锅，放入 5 大匙色拉油，将羊肉放入大火上快炒至颜色转白，将胡萝卜、水及其他调味料（除香油外），一起放入锅内用大火煮开，改小火煮约 1 小时后熄火，加入香油即可起锅。

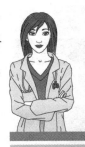

黑木耳

功 效 黑木耳有"素中之荤"之美誉，世界上被称之为"中餐中的黑色瑰宝"，久服能和血养荣，润肺补脑，益气强志，还可以促进胃肠蠕动，防止便秘，排出体内积存的毒素。

注 意 黑木耳经过高温烹煮后，才能提高膳食纤维及黑木耳多糖的溶解度，有助于吸收利用，所以黑木耳一定要煮熟，不要泡水发起后就直接食用。

木耳炒鸡蛋

原 料 鸡蛋4个，水发木耳250克，葱花、食盐、味精、香油各适量。

做 法 先把鸡蛋单独炒好，盛到盘子里，然后放油爆锅，炒泡发好的木耳，时间不能长，要快，最后把盘子里的鸡蛋放到锅里，加作料，颠炒几下，就可出锅了。

木耳大枣汤

原 料 黑木耳30克，大枣20枚。

做 法 将黑木耳洗净，大枣去核，加水适量，约煮半小时即可。

鸡 肉

功 效 鸡肉为补益食疗上品，能补气、补血、养颜，常食令人面色红润。老母鸡煲汤，能补气养血，还能疗虚驱寒。乌鸡肉则更是是女性调经补血的妙品，具有较好的滋补养阴功效。

注 意 在鸡皮和鸡肉之间有一层薄膜，它在保持肉质水分的同时也防止了脂肪的外溢。因此，如有必要，可以在烹饪后将鸡肉去皮，这样不仅可减少脂肪摄入，还保证了鸡肉味道的鲜美。

土豆鸡肉粥

原 料 鸡肉 300 克，土豆 200 克，大米 150 克，鸡汤 2000 克，盐、胡椒粉适量。

做 法 鸡肉洗净，切丝，土豆去皮，切块，土豆加入鸡汤，大火煮沸，转文火煲 15 分钟，加入料理机，打成糊状再倒回汤锅，加入淘洗干净的大米，沸腾后，加入鸡肉，转文火煲煮 30 分钟，最后加盐、胡椒粉调味即可。

乌鸡山药大枣汤

原 料 乌鸡半只，山药半根，大枣 30 克，料酒、精盐、姜适量。

做 法 乌鸡洗净切块，放入汤锅，加水和料酒，大火烧开氽烫 3 分钟，捞出，盛入砂锅中，加入 2 升的水、姜片和料酒，大火烧开转小火炖制 50 分钟。放入山药块和大枣，再炖 20 分钟，调入精盐即可。

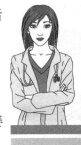

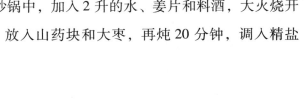

牛 肉

功 效 《韩氏医通》记载黄牛肉补气，与黄芪同功。而《医林纂要》则认为牛肉味甘，专补脾土。脾胃者，后天气血之本，补此则无不补矣。简而言之，牛肉能补脾胃、益气血、强筋骨，中气不足、气血两亏、体虚久病、颜面苍白的人尤其适合多吃牛肉。

注 意 牛肉喜甜厌咸，不论做什么牛肉菜肴，炒牛肉、烧牛肉、炖牛肉，都要有一点甜味才行，加点糖，不仅让味道更鲜美，更重要的是用白糖腌制过后，牛肉能变得更嫩。

番茄炖牛腩

原 料 牛腩 500 克，番茄 500 克，桂皮 1 小块，大料 3 枚，葱 1 段，姜几片，干辣椒 5 个，料酒、生抽、盐适量。

做 法 牛腩切 1 厘米见方的小块，用清水泡 3 小时左右，半小时换一次水，番茄洗净切块，锅内烧热油，放桂皮，大料煸香，倒入沥去水分的牛腩翻炒至变色，把炒好的牛腩转至炖锅，加开水没过牛腩，放入料酒、生抽、葱、姜、干辣椒，大火烧开，小火焖 1 小时，加入番茄继续炖 1 小时，出锅前加盐即可。

大 枣

功 效 大枣自古以来就被列为"五果"（桃、李、梅、杏、枣）之一，有补中益气，养血安神，缓和药性的功能。现代药理研究发现，大枣能使血中的含氧量增强、滋养全身细胞，是一种药效缓和的强壮剂。

注 意 大枣是滋补调养佳品，可以经常食用，但切忌过量，食用过多会引起胃酸过多、腹胀等问题。还有大枣的枣皮消化起来比较困难，一定要细嚼慢咽。

大枣蜂蜜茶

原 料 大枣（去核）150克，冰糖50克，加水350毫升煮熟，收干水分，捣成枣泥。

做 法 再加入蜂蜜250毫升拌匀，盛在干净的玻璃瓶中，饮用时取1茶匙加入温开水即可。

大枣木耳汤

原 料 大枣50克，黑木耳10克，白糖适量。

做 法 将木耳用水发好，撕成小块，大枣洗净，去核，将大枣、木耳一同放入砂锅中，注入适量清水，煮至大枣、木耳熟，加入白糖，盛入碗中即成。

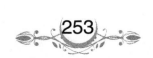

桂 圆

功 效 《本草纲目》中记载："食品以荔枝为贵，而资益则龙眼为良。"桂圆有益心脾，补气血，安神。具有良好滋养补益作用，特别适合劳心而耗伤心脾气血之人。

注 意 桂圆虽好，但由于它甘甜助火，每次食用不可过多，一般为 10 ~ 15 克，最多不能超过 60 克。

桂圆莲子粥

原 料 圆糯米 60 克，桂圆肉 10 克，去芯莲子 20 克，大枣 6 克，冰糖适量。

做 法 先将莲子洗净，大枣去核，圆糯米洗净，浸泡在水中，莲子与圆糯米加 600 毫升的水，小火煮 40 分钟，加入桂圆肉、大枣再熬煮 15 分钟，加冰糖适量，即可食用。

桂圆大枣姜茶

原 料 桂圆 60 克，大枣 50 克，姜、红糖适量。

做 法 桂圆去壳，大枣洗干净后对半剖开，去核，生姜切成细丝；煮锅中放入 500 毫升左右的水，加入除红糖以外的所有材料，大火烧开转小火继续煮 20 分钟，之后加入红糖再次煮沸即可食用。

花　生

功　效 花生，具有调养气血、润肺化痰、和胃生乳等功效，对产后乳汁不足者，有滋补气血，养血通乳作用。常食花生，还有益于人体延缓衰老，故花生又有"长生果"之称。

注　意 食用生花生时应细细咀嚼，因为细嚼不但有利于食物的消化，且唾液里所含的酶还能破坏黄曲霉菌所产生的黄曲霉毒素。

花生蜜枣茶

原　料 大枣、花生仁各100克。

做　法 温水泡后放锅中加水适量，小火煮到熟软，再加蜂蜜200克，至汁液黏稠停火，也可用高压锅煮花生仁、大枣30分钟左右，出锅后加入蜂蜜。

花生猪蹄汤

原　料 猪蹄2个，花生150克，盐、味精适量。

做　法 将猪蹄除去蹄甲和毛后洗净，和花生一起放入炖锅中，加水适量，小火炖熟，加食盐、味精调味即可食用。

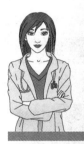

附录四
最补女人气血的十大药材

西洋参

功 效 西洋参具有补气养血、滋阴补肾、健脾养胃、延缓衰老及养颜等功效。它被称为"清凉"参，有清热生津的作用，适合夏季"清补去火"，可平缓情绪、增强记忆、安神助眠，消除"情绪中暑"的诸多症状。

注 意 服用西洋参的时候不要饮茶，因茶叶中含有多量的鞣酸，会破坏西洋参中的有效成分，如有需要，最好在服用西洋参2～3日后再喝茶。

西洋参清炖排骨

原 料 排骨300克，西洋参10克，生姜、盐适量。

做 法 排骨焯水后洗净，放入汤煲中，加入足量的水没过排骨，放入生姜，大火烧开，加盖转小火煮1小时，放入西洋参片再煮15分钟，加盐调匀即可。

西洋参枣杞汤

原料 西洋参3克，大枣7颗，枸杞适量。

做法 把花旗参，大枣放到炖盅里，加两杯水，炖半小时，喝前加上枸杞即可。

党参

功效 具有补中益气，健脾益肺的功效，既能补气，又能补血，健脾运而不燥，滋胃阴而不湿，润肺而不犯寒凉，养血而不偏滋腻，得中和之正，无刚燥之弊，五脏交受其养。

注意 党参为补气药，一定要注意用量不能过大，用量过大，会因补气太过而伤人体正气，产生燥邪。

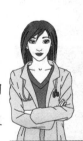

党参枸杞煲乌鸡

原料 乌鸡1只，党参20克，枸杞10克，大枣6个，生姜2片。

做法 乌鸡清理干净后，斩成大件；大枣去核；党参清洗后切成小段；枸杞清洗干净，全部材料放进汤锅，大火煮开，撇干净血沫，转慢火煲2个小时，放盐调味即可。

党参大枣茶

原料 党参15～30克，大枣5～10枚。

做法 一起煎汤饮用。也可以加入陈皮2～3克以调胃气。

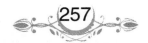

黄 芪

功 效 黄芪补中气，相对温和，效果却不逊色，且比人参固表作用更强，非常利于身体疾病的调养和身体的健康养护，特别是在中国古医经典著述中所记载的黄芪具有补养三焦的功效与作用，清朝绣宫内称其为"补气诸药之最"，民间也流传着"常喝黄芪汤，防病保健康"的顺口溜。

注 意 有高血压的女性需要注意，不可大剂量使用黄芪，或者可以尽量不用黄芪，因为容易升压。

黄芪枸杞茶

原 料 黄芪、枸杞各 15 克，清水适量。

做 法 水开后，炉火调成中火，将枸杞、黄芪都放进锅里，熬煮 1 小时，以滤网滤出茶汁，即可饮用。

黄芪粥

原 料 黄芪 30 克，大米 100 克。

做 法 取黄芪加 10 倍的清水浸泡半小时，连水一起烧开，中火煮 30 分钟，将药汁滗出备用。再加等量的清水烧开后煮 15 分钟，再次滗出药汁。重复上一步再煮一次。滤去黄芪，将三次煮的药汁放在一起，放入大米，煮成稀粥即成。

茯苓

功 效 茯苓为渗湿利水之主药，其性纯良，泻中有补，虽为渗利之品，实有健脾之功。茯苓补而不滞，为补药中的上品。

注 意 关于孕妇能不能吃茯苓的说法，有中医师指出茯苓可以去胎毒，但也有部分中医师持反对意见，认为土茯苓容易导致滑胎。所以建议各位孕妇怀孕期间还是少吃为好。

茯苓糕

原 料 面粉 200 克，茯苓 15 克，白糖 20 克，各种干果适量，发酵粉、泡打粉各 3 克。

做 法 茯苓打成粉，和面粉、泡打粉、糖混合后过筛，发酵粉和清水混合后静置 10 分钟左右，倒入混合后的面粉中，搅拌成比较稠的面糊，然后发酵至 2 倍大，取一个大点的容器，底部及四周抹油，将发酵好的面糊倒入，上面撒些干果，蒸锅里水开了以后蒸 25 分钟即可。

茯苓粥

原 料 茯苓 15 克，粳米 100 克，食盐少许。

做 法 将茯苓研磨成粉，放入锅中和粳米一起煮成粥，最后加盐调味即可。

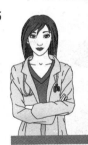

当归

功效 当归被称为妇科人参，具有补血活血，调经止痛，润肠通便等功效，正如清代《本草经百种录》所说："当归为血家必用之药……实为养血之要品。"可以很好地顺通人体内部。

注意 当归的药性有点燥烈，所以阴虚的人在使用当归时，一定注意要加上其他的药来管住当归燥烈的药性，或者少吃甚至干脆不吃，不然服用者会上火。

当归生姜羊肉汤

原料 当归20克，生姜30克，羊肉500克，黄酒、食盐等调味品各适量。

做法 羊肉洗净、切块，用开水烫过，沥干水，当归、生姜分别用清水洗净，生姜切片，当归、生姜、羊肉一起放入砂锅中，加入清水、黄酒，旺火烧沸后撇去浮沫，再改用小火炖至羊肉熟烂，加入食盐等调味品食用。

当归煮鸡蛋

原料 鸡蛋3个，当归9克。

做法 先将鸡蛋煮好，剥掉鸡蛋壳，用牙签或者针，在鸡蛋表面刺一些小孔，然后将当归放入锅中，加3碗水，再放入鸡蛋，大火煮开，小火炖，煮汤至一碗，盛出吃鸡蛋喝汤。

白芍

功效 白芍具有养血敛阴，平抑肝阳的作用，对于有月经不调、痛经等症状的女性有很好的帮助。

注意 四物汤最好是在例假结束后喝，连续喝一周，即能达到补血、补气的效果，不建议天天服用，否则容易造成经血过多、呼吸喘促、甚至脸色惨白，反而伤身。

四物汤

原料 白芍、熟地、川芎、当归各15克，大枣适量（加入大枣可以使口感更好一些）。

做法 把四种药材和大枣分别清洗干净，一起放入瓦煲，加三碗清水，大火煮开转小火熬，熬至一碗水的量即可。

熟地黄

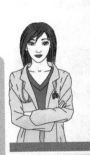

功效 熟地黄是一种上好的中药材，是六味地黄丸的主要成分之一，古人谓之"大补五脏真阴"，具有补血滋阴、填精益髓等功效。

注意 孕妇在食用熟地期间，要少吃辛辣或者刺激性的食物。如果准妈妈的脾胃虚弱，或者气滞痰多，便溏的话，是禁止服用熟地的。

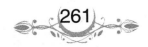

熟地猪蹄煲

原　料 清汤1000克，猪蹄500克，油菜100克，葱段、姜片各10克，药包1个（内装熟地20克，酸枣仁10克），料酒、精盐、味精、胡椒粉、芝麻油各适量。

做　法 油菜洗净，从中间顺长剖开，猪蹄洗净，从中间顺骨缝劈开，再从关节处斩成块，下入沸水锅中焯透捞出；砂锅内放入清汤、料酒，下入药包烧开，下入猪蹄块、葱段、姜片烧开，煲至猪蹄熟烂，拣出葱、姜、药包不用；下入油菜、精盐烧开，炖至熟烂，加味精、胡椒粉，淋入芝麻油即成。

枸杞子

功　效 枸杞既是传统名贵中药材，又是一种营养滋补品，有较好的补肝肾、益精血的作用，宋代陈直《养老奉亲书》中载长期服用枸杞，可使人"明目驻颜，轻身不老"。

注　意 做菜加入枸杞子要注意烹调方法，枸杞的烹饪时间不宜过长，应在炒菜或煲汤收尾时放入枸杞，这样可防止大量营养成分流失。

枸杞菊花茶

原　料 枸杞子10克，白菊花3克。

做　法 将枸杞子、白菊花同时放入较大的有盖杯中，用沸水冲泡，加盖闷 15 分钟后可开始饮用。

枸杞山药粥

原料 枸杞 1 小把（约 20 粒），山药 100 克，小米 2 小把。

做法 所有材料洗净，山药去皮切小块，小米和山药一起放入砂锅内，加适量清水，大火煮开后，转小火熬 40～50 分钟，米烂开花，粥也很稠了，这时加入枸杞，再煮 5 分钟后就好了。

白术

功效 白术具有扶植脾胃，散湿除痹的功效，是消食除痞之要药。脾虚不健，白术能补之，胃虚不纳，白术亦能助之。

注意 一般在食用白术的时候是不能吃青鱼、雀肉的，因为这样会对身体造成不同程度的伤害。

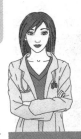

白术陈皮粥

原料 炒白术 10 克，陈皮 5 克，粳米 50 克。

做法 白术和陈皮用清水略洗，大米洗净后用清水泡一泡备用，把白术和陈皮装入小纱包里，放入砂锅，添加足量的清水，大火煮开后转小火熬 30 分钟，最后加入大米，小火熬至粥熟，米烂开花即可。怕苦的也可以加点糖。

鸡血藤

功 效 鸡血藤具有活血补血，调经止痛，舒筋活络之功效，苦而不燥，温而不烈，行血散瘀，调经止痛，性质和缓，同时又兼补血。

注 意 因为鸡血藤有活血散瘀的作用，所以孕妇不宜食用。

鸡血藤玫瑰炖乌鸡

原 料 乌骨鸡半只，鸡血藤 10 克，玫瑰花 10 朵，老姜 1 小块、精盐适量。

做 法 乌骨鸡洗净后剁成小块，老姜切片，玫瑰花、鸡血藤用清水冲洗干净；锅中放入足量清水，烧开后放入乌骨鸡汆烫 1 分钟后捞出；将乌骨鸡、玫瑰花、鸡血藤和姜片放入砂煲中，加入足量的清水，盖上锅盖，大火烧开后转小火慢炖 1.5 小时，最后加精盐调味即可。